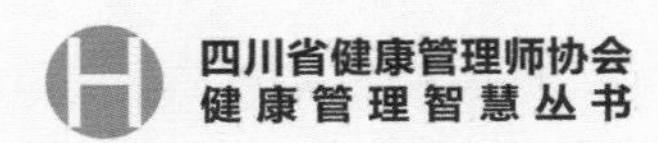

非常“究结”

——小结节的大秘密

曾忠仪　主编

四川科学技术出版社

图书在版编目（CIP）数据

非常究“结”：小结节的大秘密 / 曾忠仪主编. -- 成都：四川科学技术出版社，2023.10

（健康管理智慧丛书）

ISBN 978-7-5727-1162-6

Ⅰ. ①非… Ⅱ. ①曾… Ⅲ. ①类肉瘤病—诊疗 Ⅳ. ①R730.269

中国国家版本馆CIP数据核字（2023）第185147号

非常究“结”
——小结节的大秘密

FEI CHANG JIU “JIE”
——XIAO JIEJIE DE DA MIMI

曾忠仪 主编

出 品 人　程佳月
策划编辑　林佳馥
责任编辑　税萌成
助理编辑　翟博洋　钱思佳　赵　成
校　　对　苏梦悦
封面设计　成都编悦文化传播有限公司
装帧设计　四川省经典记忆文化传播有限公司
责任出版　欧晓春
出版发行　四川科学技术出版社
　　　　　地址：成都市锦江区三色路238号　邮政编码：610023
　　　　　官方微博：http://weibo.com/sckjcbs
　　　　　官方微信公众号：sckjcbs
　　　　　传真：028-86361756
成品尺寸　170毫米 × 240毫米
印　　张　16
字　　数　315千字
印　　刷　成都市金雅迪彩色印刷有限公司
版　　次　2023年10月第1版
印　　次　2023年10月第1次印刷
定　　价　68.00元

ISBN 978-7-5727-1162-6

邮　购：成都市锦江区三色路238号新华之星A座25层　邮政编码：610023
电　话：028-86361758

《健康管理智慧丛书》专家指导委员会

（按照姓氏笔画排序）

《健康管理智慧丛书》编委会

#《非常究“结”——小结节的大秘密》

（按照姓氏笔画排序）

《健康管理智慧丛书》

总序

锦绣华年，时代变迁，人们对健康的关注日益深刻。建设健康中国，是大家共同的心愿和期待，也是我们引领未来发展的使命所在。

人民至上，生命至上。习近平总书记十分关心卫生与健康事业，亲自谋划、亲自推动健康中国建设，把人民健康放在优先发展的战略地位，全方位、全周期保障人民健康，全力为实现中华民族伟大复兴的中国梦奠定坚实的健康基石。《健康中国行动（2019—2030年）》提出，促进以治病为中心向以人民健康为中心转变，鼓励全社会共同参与，提升全民健康素养和普及健康生活方式。个体的健康状况与社会稳定繁荣息息相关，因此，每个人都应该成为自己健康的第一责任人。

健康管理是实现以治病为中心向以人民健康为中心转变的重要策略之一。

为了推动四川省健康管理专业及科普出版朝着高质量、品牌化方向发展，同时响应健康中国战略，四川省健康管理师协会与四川科学技术出版社携手推出《健康管理智慧丛书》。这一丛书集高校、医疗卫生系统各学科专家之长，涵盖了专业学术、适宜技术、科普等多个板块，其中专业学术板块包含健康管理学术交流、课题研究、案例分享等内容，旨在为健康管理工作者提供疾病全过程、各阶段的健康管理方案及技术；适宜技术板块包含健康管理的相关操作技能、规范、标准和实操守则等内容，旨在为健康管理工作者提供可落地的操作指南及方法；科普板块包含不同年龄、不同疾病、不同职业的健康管理科普知识，重点围绕老百姓关注的健康热点及知识误区，内容深入浅出、通俗易懂，旨在传播健康知识，倡导健康生活方式，并将健康管理理念推广到更广泛的人群中。

此外，四川省健康管理师协会和四川科学技术出版社围绕本丛书的发行，还将开展多项推介活动，并通过互联网构建起一个健康知识交流的平台，为读者提供更多实践指导和交流学习的机会。

感谢所有为本丛书做出贡献的专家、作者和编辑们，也感谢每一位关注和支持《健康管理智慧丛书》的读者们。希望随着本丛书的问世，健康管理事业能够获得更大的发展和提升。让健康的种子在每一个人心中萌芽生长，绽放出更加灿烂美好的未来！

《健康管理智慧丛书》编委会

2023年7月20日

目录
Contents

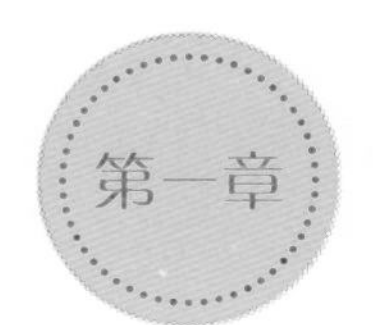

肺结节

第一节 认识肺结节

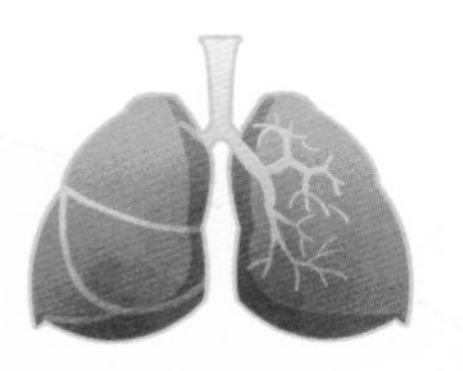

第二节 诊断与治疗

第二节

诊断与治疗

第三节 护理与康复

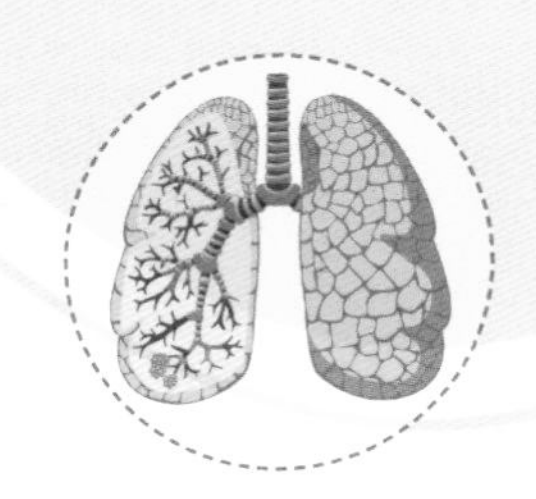

第四节 健康管理

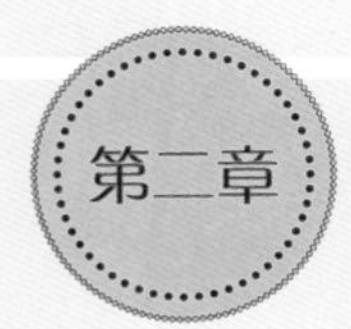

乳腺结节

第一节 认识乳腺结节

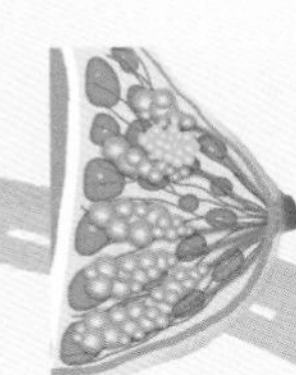

第二节 诊断与治疗

第三节 护理与康复

第四节 健康管理

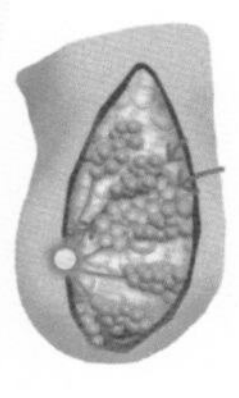

第三章 甲状腺结节

第一节 认识甲状腺结节

第二节 诊断与治疗

第三节 护理与康复

甲状腺结节

第四节 健康管理

附录

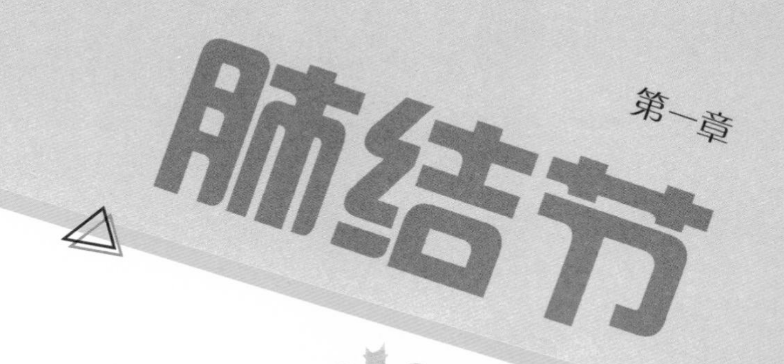

第一章 肺结节

第一节 认识肺结节

1. 我们的肺长啥样?

肺是人体的呼吸器官，位于胸腔内。肺的质地柔软，有弹性。肺分为左肺和右肺，两肺不完全对称，左肺较狭而长，右肺较宽而短。左肺有上、下两个肺叶，右肺则有上、中、下三个肺叶，每个肺叶还可以继续细分为若干个肺段。左右肺示意图见图1。

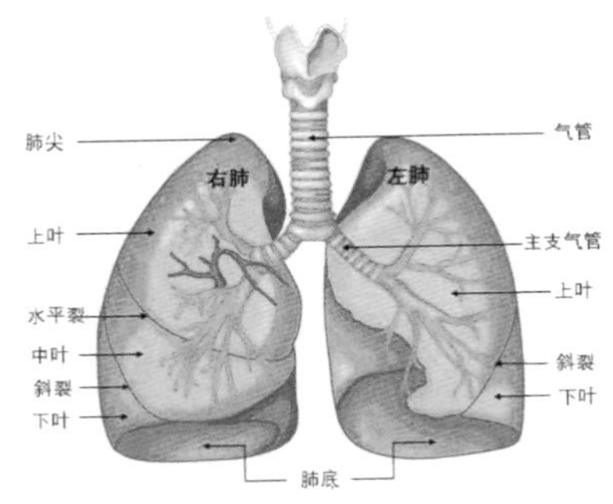

图1　左右肺示意图

肺是以支气管反复分支形成的支气管树和末端膨大成球囊状的肺泡共同构成，通过支气管、气管与外界相通，是气体交换的重要场所。支气管各级分支之间以及肺泡之间都由结缔组织性的间质填充，血管、淋巴管、神经等随支气管的分支分布在结缔组织内。肺泡之间的间质内含有丰富的毛细血管网，毛细血管膜与肺泡共同组成呼吸膜。血液和肺泡内气体进行气体交换必须通过呼吸膜，呼吸膜面积较大，如果展开平铺，总面积约70平方米，安静状态下只利用其中40平方米进行气体交换，是肺完成呼吸的重要结构。

2. 我们的肺有哪些功能?

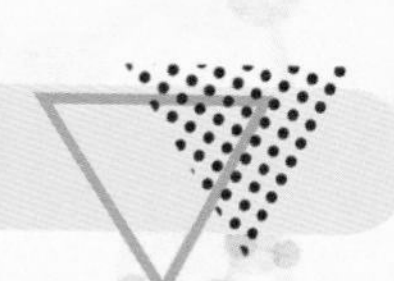

（1）气体交换功能：肺是人体的呼吸器官，它的主要功能就是将氧气送入血液，将二氧化碳排出体外。这个过程叫作气体交换，是维持人体生命活动的基础。

（2）除了气体交换功能外，肺还有一些其他重要的功能：

①防御功能。肺具有一套复杂的防御机制，可以防止吸入异物或清除吸入的尘埃、病原体和致癌物质等。组成肺的防御机制的结构包括鼻毛、纤毛、黏液、巨噬细胞等。

②代谢功能。肺可以参与一些重要的代谢过程，如调节血压、维持水和电解质平衡、转化药物和激素等。例如，肺可以产生一种叫作血管紧张素转化酶（ACE）的物质，它可以将血管紧张素Ⅰ转化为血管紧张素Ⅱ，后者是一种强力的收缩血管和升高血压的激素。

③免疫功能。肺是人体免疫系统中重要的组成部分，它可以产生和分泌一些与免疫相关的物质，如抗体、细胞因子、白细胞等。这些物质可以增强机体对抗外界侵袭的能力，并调节局部和全身的免疫反应。

④贮血功能。肺是人体最大的贮血器官之一，它可以根据需要调节自身和全身的血流量。当心排血量增加时，肺可以扩张，以便容纳更多的血液；当心排血量减少时，肺可以收缩释放更多的血液。这样就可以保证心脏前、后负荷平衡，并维持全身循环稳定。

我们的肺有多种重要且复杂的功能，在人体生命活动中起着不可或缺的作用。

3.什么是肺结节？

肺结节是医学影像学上的一个概念，指的是通过胸部影像学检查发现直径小于3厘米的局灶性、类圆形、密度增高的实性或亚实性肺部阴影，有时候只出现一个，有时候会多发。

肺结节并不一定是恶性的，也有很多良性的情况，比如炎症、感染、异物吸入、先天性畸形等。有研究数据表明，对有肺癌高风险且无症状的人群进行筛查研究发现，在北美、欧洲及东亚地区，肺结节的发病率分别为23%、29%、35.5%，其中诊断为肺癌的肺结节病例分别占1.7%、1.2%、0.54%。

（1）根据大小和形态，我们可以把肺结节分为以下几种：

①微小结节。直径小于5毫米的实性或亚实性阴影。

②实性结节。密度均匀增高，完全遮盖了背景组织。

③亚实性（磨玻璃）结节。密度轻微增高，部分遮盖了背景组织。

④混合型（半实）结节。由实性和亚实性成分混合而成。

⑤钙化或含钙化成分的结节。钙化是指钙盐沉积在组织中，通常表明良性过程或旧病变。

（2）根据生长速度和恶变风险，我们可以把肺结节分为以下几种：

①稳定型。CT检查2次以上，且间隔2年以上无明显变化者。

②慢生长型。CT检查2次以上，且间隔1～2年体积增加率小于25%者。

③快生长型。CT检查2次以上，且间隔1～2年体积增加率大于25%者。

④高风险型。具有以下特征之一者即为高风险型，包括直径大于8毫米、边缘毛糙或分叶、密度不均匀、含空泡、非典型钙化、结节处于上叶或上中叶位置、有吸烟史或其他致癌因素暴露史。

4.哪些人更容易出现肺结节？

一般情况下，有下列特征的人群更容易出现肺结节：

（1）年龄在40岁以上，长时间吸烟或被动吸烟的人，或是每天吸烟量在一包以上，吸烟超过20年的人，很容易出现肺结节。

（2）有肺癌家族史的人较容易出现肺结节。

（3）有肺结核病史，或有慢性支气管炎、肺纤维化等肺部疾病的人，也很容易出现肺部结节。

（4）长期精神压力比较大、心情郁闷的人，也容易出现肺结节，而且结节很容易发生癌变。

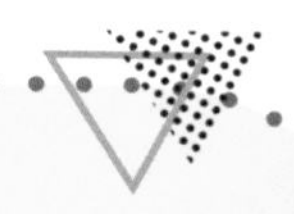

5.肺结节的形成与免疫力低下有关吗？

一般来说，免疫力低下会增加感染的风险，而感染是形成肺结节的一个重要原因。例如，新冠病毒感染会引起肺部炎症，并可能继发其他细菌、真菌等混合感染。这些感染都可能诱发炎症性肺结节，即由于组织反应而形成的小块物质。这种类型的肺结节通常不是恶性的，但需要定期随访观察其变化。

除了感染外，免疫力低下还可能与其他因素相关联，如吸烟、空气污染、遗传等。这些因素都可能增加异物性或肿瘤性肺结节的风险。异物性肺结节是由于吸入异物而引起的局部反应或纤维化；肿瘤性肺结节则是由于细胞异常增殖而形成的新生物。这两种类型的肺结节有一定的恶变可能，需要及时诊断和治疗。

总之，肺结节的形成与免疫力低下存在一定的关联。虽然并非所有的肺结节都是恶性的，但也不能掉以轻心。建议有条件者定期进行胸部CT检查，并根据医生建议进行相应处理。

6.肺结节能自行消失吗？

肺结节的发展可分为以下几种情况：

（1）炎症。炎症较轻的肺结节通过抗炎症治疗或自身的免疫力，消除局部炎症，结节可能会自行消失。

（2）陈旧性的病变。比如过去的炎症或其他原因造成的结节，这类结节性质较稳定，不易发生变化。

（3）良性肿瘤。比如错构瘤、纤维瘤等，这类结节一般不会自行消失，但也不会恶化。

（4）恶性肿瘤。比如肺癌、转移癌等，这类结节一般不会自行消失，而且会增大、侵袭周围组织。

一般来说，肺结节不会自行消失。如果发现有肺结节，应及时到医院进行检查和治疗。如果是良性或者可治愈的肺结节，可以通过手术或药物等方法治疗。如果是恶性的肺结节，则需要尽早进行综合治疗，并定期复查观察其变化情况。

大部分肺结节都是良性的，只有小部分肺结节是恶性的。肺结节是否是肺癌，与其大小、形态、密度、边缘等特征有关。一般来说，直径大于1厘米、形状不规则、密度不均匀、边缘模糊的肺结节更容易是恶性的。

如果发现有肺结节，应及时到医院进行进一步检查和诊断，以确定其性质和相应的治疗方案。不要盲目恐慌或者忽视，要听取医生的建议并积极配合治疗。

7.肺结节就是肺癌吗？

肺结节是不是肺癌得根据具体的情况来分析。良性的肺结节虽然一开始不是肺癌，不过也有可能发展成恶性，这种情况下就有可能是肺癌。一般来说，肺结节越大，患上肺癌的概率也就越高。如果发现肺结节，应该在医生的指导下定期监测或及时进行治疗，若是结节大小超过了3厘米，更要多加重视，必要时可采取手术的方式来治疗。有研究表明，在所有诊断出来的肺结节患者当中，只有不到5%的人被证实是肺癌，这个概率是比较低的，所以大家不要过度恐慌，积极配合医生治疗就可以尽快恢复。

8.肺磨玻璃结节就是肺癌吗？

肺磨玻璃结节（如图2）是一种肺部CT检查时发现的影像学改变，表现为密度轻度增高的云雾状淡薄影或圆形结节。肺磨玻璃结节可能是良性或恶性的，与其大小、形态、密度、边缘等特征有关。一般来说，纯磨玻璃结节（即没有实性成分的结节）的恶性风险较低，而混合型结节（既有实性成分又有非实性成分的结节）的恶性风险较高。

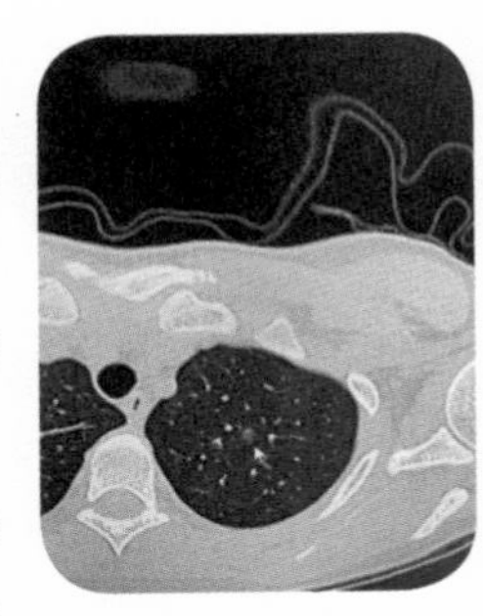
图2　肺磨玻璃结节

如果发现有肺磨玻璃结节，应及时到医院进行进一步检查和诊断，以确定其性质和治疗方案。不要盲目恐慌或者忽视，要听取医生的建议并积极配合治疗。

9.肺癌与哪些因素有关？

（1）吸烟：吸烟是引起肺癌的常见原因，烟草中含有多种致癌物质。

（2）职业和环境接触：某些职业的工作环境中存在一些有害的物质，如石棉、镍、铬、氡等，也会增加肺癌的风险。

（3）电离辐射：暴露于高剂量的放射性物质或X线的环境中，会损伤细胞DNA，导致基因突变和癌变。

（4）既往患有肺部慢性感染：患有慢性支气管炎、肺结核等长期刺激性疾病的人群，肺部组织容易发生纤维化和增生，从而诱发肺癌。

（5）遗传：有家族史或遗传易感基因的人群，更容易发生肺癌。

（6）大气污染：呼吸含有细颗粒物、硫酸盐气溶胶、二氧化氮等污染物的空气，也会增加患肺癌的风险。

第二节

诊断与治疗

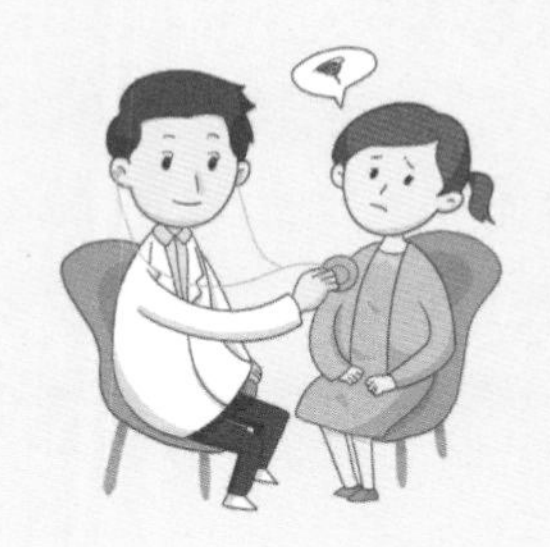

10.肺结节患者在门诊就诊时应该挂什么科?

肺结节患者在门诊就诊一般挂呼吸科或者胸外科。

如果患者是第一次发现肺部结节，建议到专科医院或者是综合医院的呼吸科就诊，做一个肺结节的初步检查，如胸部CT检查，这样可以了解肺结节的具体情况（肺结节部位、密度、大小、形态等）。如果发现肺结节比较大，又比较明显，有恶性倾向的话，建议到综合医院或者是专科医院的胸外科就诊，做进一步检查。

11.门诊就诊需要提前准备哪些资料？

门诊就诊时，医生会询问就诊者的个人病史、家族病史、吸烟史等。为了保障高效的门诊诊疗，就诊时需要准备以下资料：

（1）影像学检查结果，包括胸部CT、X线等。

（2）其他相关检查，如支气管镜检查、淋巴结活体组织检查（简称活检）等。

以上资料可以帮助医生评估肺结节的性质和可能的病因，从而制订适当的治疗计划。

12.其他医院的检查报告可以用吗?

一般情况下，就诊者在其他医院的检查报告是可以使用的。就诊者可以向就诊的医院咨询是否需要提供其他医院的检查报告，并了解他们的具体要求。通常情况下，医院会要求提供原始的影像学检查结果，如CT或X线扫描图像，以便医生进行分析和诊断。如果无法提供原始影像学检查结果，可以联系之前的医院，索取相关资料并提供给现在就诊的医院。

13.哪些人群适合做低剂量计算机断层扫描?

如果具备下列条件之一，则建议做低剂量计算机断层扫描（LDCT）肺癌筛查早期发现肺结节。

（1）年龄50～80岁。

（2）存在下列情况之一：

①有吸烟史。吸烟史≥20包年【每天吸烟数量（包）×吸烟时间（年）】或被动吸烟史≥20年；若现在已戒烟，但戒烟时间不超过5年。

②有长期职业致癌物暴露史。长期接触氡、砷、铍、铬及其化合物，石棉、氯甲醚、二氧化硅，以及焦炉逸散物和煤烟等肺癌致癌物。

③ 一级、二级亲属患肺癌，同时吸烟史≥15包/年或者被动吸烟史≥15年。

④ 如果某些肺癌高发地区有其他重要的肺癌危险因素也可作为筛选高危人群的条件，定期做LDCT。

14.肺结节的观察随访注意事项有哪些？

2021年发表的《2021中国肺癌筛查与早诊早治指南》指出肺结节的观察随访注意事项如下。

（1）无肺内非钙化结节检出（阴性）或结节未增长，建议进入下年度筛查。

（2）原有的结节增大或实性成分增多，建议考虑临床干预。

（3）新发现气道病变，建议进行痰细胞学或纤维支气管镜检查。如果阳性，建议进行多学科会诊，根据会诊意见决定是否行临床干预；如果阴性，建议进入下年度筛查。

（4）发现新的非钙化结节，且结节平均直径大于3毫米，建议3个月后复查（如需要，可先进行抗炎治疗）：

①结节完全吸收，建议进入下年度筛查；

②结节部分吸收，建议6个月后复查，复查时如果结节部分吸收后未再增大，建议进入下年度筛查；如果结节部分吸收后又增大，建议考虑临床干预；

③如果结节增大，建议考虑临床干预。

（5）发现新的非钙化结节，且结节平均直径≤3毫米，建议6个月后复查：结节未增大，建议进入下年度筛查；结节增大，建议考虑临床干预。

15.什么是肺癌的早期筛查？

肺癌的早期筛查是指通过一些特殊的检查方法来检测人体内可能存在的肺癌早期病变或肺癌前病变的情况。其目的是早期发现肺癌，尽早进行治疗，提高患者治愈率和生存率。肺癌的早期筛查包括低剂量计算机体层摄影（LDCT）和胸部X线检查。LDCT是目前最常用的肺癌筛查方法，它比传统的胸部X线检查更敏感，可以提高早期发现肺癌的可能性。建议高危人群（如长期吸烟者、家族中有肺癌病史者等）每年接受一次肺癌筛查。

16.为什么有些肺结节需要抗炎治疗后再复查呢?

炎症是机体受到外界不良刺激后，对这些刺激进行的一种防御反应。如果机体受到细菌或病毒感染，就会产生炎症介质或者细胞因子等物质来参与免疫反应。炎症介质中含有多种化学物质，如生物活性肽、糖蛋白、前列腺素等。这些成分具有增强细胞免疫、调节细胞因子、调节血管通透性、促进炎症部位修复等作用。肺部的炎症一般是由细菌或病毒感染引起的，所以通过抗炎治疗可以达到消除肺部炎症的目的。

建议患者要在抗炎治疗结束后再次做肺部CT复查以明确肺部炎症是否已经消除。

17.肿瘤标志物可以用于诊断肺癌吗?

恶性肿瘤是导致肿瘤标志物升高的最常见原因。这是因为在肿瘤发生、发展的过程中，细胞生长、增殖和分化能力增强，机体为应对肿瘤细胞反应的异常变化产生了一类特定物质。临床诊断时可根据需要检测肺癌相关的肿瘤标志物，行辅助诊断和鉴别诊断，并了解肺癌可能的病理类型。但最终诊断须通过金标准——病理诊断予以确认。病理诊断就是通过穿刺活检或手术切除等方式，对可能存在病变部位的细胞、组织进行取样，对取得的部分组织进行病理学检查，判断是否出现恶性肿瘤。

18. 肺癌是怎样诊断出来的?

肺癌的诊断是一个比较复杂的过程，它需要很多的辅助检查手段。目前临床上用于肺癌诊断的方法有很多，常用的包括：

（1）支气管镜检查

支气管镜检查是目前临床上最常用的肺癌诊断方法，它可以直接观察到肿瘤的形态、大小、内部结构和浸润情况，对于一些不典型病例也可以通过经支气管镜活检或支气管肺泡灌洗以确定肿瘤细胞的类型。

（2）胸部X线检查

胸部X线检查主要是通过对肺部病灶进行定位，进而确定肿瘤是否侵犯周围组织，以及有无淋巴结转移和远处转移。

（3）胸部 CT

胸部CT可以发现肺部异常阴影，可以帮助判断肿瘤分期和是否有远处转移。对于一些特殊部位的小肺癌（如微浸润性腺瘤）也可通过 CT进行早期发现。

（4）经皮肺穿刺活检

经皮肺穿刺活检是目前肺癌诊断最可靠的方法，它能为手术治疗提供病理学依据。对于一些早期肺癌患者，通过 CT检查未发现肺内有明显异常情况时，经皮肺穿刺活检就是最佳选择。

（5）其他方法

对于一些特殊部位的肺癌，如存在大血管侵犯、胸膜侵犯等情况时，还需要做其他辅助检查（如胸腔镜）来明确诊断。

最后，要特别注意的是，虽然肺癌早期症状不明显，但并不代表肺癌早期没有症状。当出现以下几种情况时，应及时去医院做相应检查：

①出现反复咳嗽、咳痰或痰中带血等症状；

②出现不明原因的发热、胸闷、胸痛等症状；

③痰中带血、胸痛、咳嗽持续不缓解。

19.什么样的肺结节需要手术治疗?

肺结节在下列情况下需要手术治疗：

（1）如果结节的直径≥8毫米，并且专科医生通过评估结节的形态、密度等，判断是肿瘤的可能性比较大，以及患者全身情况能耐受手术，可以选择手术治疗；如果患者的肺功能及耐受性比较差，可以考虑密切观察或内科治疗、消融治疗等。

（2）在随访的过程中，如果结节的形态学发生了变化，比如磨玻璃结节的密度逐渐增加，结节逐渐增大，出现分叶、毛刺，甚至是胸膜牵拉时，需要考虑手术治疗。

20.所有的肺结节都需要做穿刺吗?

当无法明确肺结节性质时，穿刺活检是获取肺结节病理诊断的主要方法，但并不是所有的肺结节都需要做穿刺，要视情况而定。

（1）不需要做穿刺的情况：如果肺部结节通过胸部CT等检查已经明确为良性结节，包括肺错构瘤、陈旧性病灶等，则不需要做穿刺，此时进行穿刺活检不但对于指导治疗并无意义，还可能引起气胸或出血等相关并发症。另外，如果肺结节直径很小或肺结节靠近肺门，则肺穿刺活检难度很大，并发症发生率也很高，此时一般也不需要做穿刺。

（2）需要做穿刺的情况：如果肺结节的病变部位相对靠近外周，且肺结节直径较大，胸部CT检查后考虑为恶性可能性大，此时如果患者没有肺穿刺活检的禁忌证，可考虑进行穿刺活检。

21.肺结节穿刺活检对身体危害大吗?

肺结节穿刺活检是在影像学技术的定位与引导下，使用特殊穿刺针对结节进行穿刺，将一定量的组织带至体外进行的病理学检查。在X线透视、胸部CT或超声引导下均可进行结节穿刺活检，它具有创伤小、操作简便、可迅速得到结果、明确结节性质等优点，适用于紧贴胸壁或离胸壁较近的肺内病灶。

肺结节穿刺活检术对身体影响较小，但肺结节穿刺活检属于有创操作，也可引起多种并发症。常见的并发症有感染、出血、气胸等。当患者做肺结节穿刺活检后出现感染症状时，应及时给予抗感染处理，常用的药物有青霉素类如青霉素、头孢类如头孢拉定、大环内酯类如阿奇霉素。当患者做肺结节穿刺活检出现出血并发症时，如果术后出血量较少，可密切观察；如果术后出血量较大，建议临时用止血剂或外科介入止血治疗。当患者做穿刺活检后有气胸症状时，如有必要应及时进行胸膜腔穿刺抽气甚至胸腔闭式引流等处理。

22. PET-CT是什么检查?

PET为正电子发射计算机断层扫描，是一种反映病变的基因、分子、代谢和功能状态的成像设备。通过病灶对显像剂的摄取，经计算机后处理后可反映其代谢变化，从而为临床提供有价值的疾病生物的代谢信息。CT为计算机断层扫描，它使用X射线对人体进行断层扫描。

PET-CT将PET和CT完美结合，成为检测身体肿瘤范围的技术。PET提供病变的功能和代谢信息，而CT提供病变的精确解剖位置。PET-CT成像可以一次性获得患者全身情况，从而达到诊断疾病和早期发现病变的目的，具有灵敏、特异、准确的特点。目前，PET-CT在临床上主要用于发现肿瘤、鉴别肿瘤性质、肿瘤病理分期。

PET-CT毕竟只是一种影像学检查，和其他影像学检查一样，不能确诊肿瘤。它只能对肿瘤的诊断起到辅助作用，但准确率相对较高，一般在80%左右。PET-CT检查费用较高，患者可根据自身情况和医嘱选择检查项目。

23.肺结节术前检查包括哪些?

肺结节手术前需要做以下检查:

(1)胸部薄层CT(平扫或者增强),必要时行骨扫描。CT具有明确病变所在的部位和累及范围、辅助肺结节临床分期和疗效评价、判断手术切除的可能性等重要意义。

(2)肺功能检查,对患者肺呼吸通气状态及肺弥散功能进行检验,了解患者基础的肺功能,评估其是否能够耐受肺切除术及术前设计肺切除范围。

(3)一般进行身体情况评估时都会做常规检查,如血常规、凝血常规、输血全套、血型鉴定、大小便常规、生化检查、肿瘤标志物检查。

(4)心电图及心脏超声检查,以明确是否存在心律失常和心脏的射血功能异常。

24.肺部手术前,为什么要戒烟?

术前戒烟是手术成功的必备条件!肺部手术有一定的风险,甚至有一定的死亡率,但直接死于手术与麻醉的概率极低。常见的死因是术后并发症,其中术后发生的肺炎是最常见与最主要的死因,而术后肺炎的发生又与术前继续吸烟有极大的关系。术后心肺功能衰竭是另一重要死因,而术前吸烟又是造成肺功能异常最终导致心肺功能衰竭的主要原因之一。因此,胸外科医生给患者开出的第一张处方就是“戒烟”。一般要求患者在术前戒烟2周以上。

25.肺部手术前,为什么要进行呼吸功能训练和咳嗽训练?

呼吸功能训练及咳嗽训练的目的:术前帮助患者掌握有效的咳嗽方法,合理运用身体各部位的肌肉提高排痰能力;术后可有效咳痰,让肺叶充分膨胀,以增加肺泡表面张力,增加肺活量,提高肺功能,防止肺部感染的发生,有利于恢复。

(1)呼吸功能训练的方法:用均衡而持续的力量做深吸气,到达最大吸气量时,再慢慢匀速呼气。如此反复4~5次,间隔1~2小时再重复进行。

(2)咳嗽训练方法:深吸一口气,屏气然后收腹,用力咳嗽。反复练习,1小时1次。同时为了减轻术后咳嗽时引起的疼痛,可在咳嗽时用双手轻压胸廓两侧起固定作用。疼痛明显时可在咳嗽前遵医嘱使用定量止痛剂。

26.怎样进行呼吸训练?

呼吸训练的正确方法有缩唇呼气、腹式呼吸，以及呼吸与动作相结合。呼吸是指机体与外界环境之间气体交换的过程。当人用力吸气，一直到不能再吸的时候为止；然后再用力呼气，一直呼到不能再呼的时候为止，这时呼出的气体量称为肺活量。我们可以通过一些方法来提高肺活量和训练呼吸。

（1）训练呼吸的正确方法

①缩唇呼吸：用鼻子吸气，保持3秒，嘴巴像吹蜡烛一样，保持缓慢呼气，呼气时间为4~6秒。

②腹式呼吸：一只手放于胸口，一只手放于腹部。用鼻子吸气，使腹部慢慢隆起，保证腹部比胸部的起伏大。再缩唇用嘴巴吐气，腹部慢慢回缩。

③呼吸与动作相结合：伸展身体时，进行吸气；弯曲身体时，进行呼气。

（2）训练呼吸时的注意事项

①鼻吸口呼：通过鼻腔吸气可使吸入的气体得以加温、湿润和过滤，减少吸入气体刺激，避免引起支气管痉挛。通过口腔呼气可改变呼吸阻力。

②深度缓慢呼吸：这样能减少无效呼吸，增加肺活量，提高呼吸效率。

③进行缩唇呼气：口唇收缩如吹蜡烛一样，缓慢呼气，这样可以提高气道内压，防止气道过早闭合而引起肺内气体大量滞留，有效改善通气和换气功能。

（3）训练呼吸的益处

①可以提高呼吸肌的收缩力和耐力，预防呼吸肌疲劳。

②可以增强和锻炼膈肌、腹肌和下胸部肌肉的活动，改善其收缩功能。

③可以促使肺内残留的空气呼出，消除肺部积聚的杂质，增加肺容量。

27.肺结节的手术方式有哪些？

肺结节手术一般有两种常用方法，分别是电视辅助胸腔镜手术以及开胸切除术，患者需要根据自身的病情在医生的指导下选择合适的手术方法。

（1）电视辅助胸腔镜手术：电视辅助胸腔镜手术是将电视技术与内镜技术相结合的一种微创外科手术，通常用于肺结节体积较小并且位置不深的患者，手术时需要先在胸部做一个微小的切口，然后再将带有摄像头及光源的管子插入切口内，手术医生可以通过小切口观察局部结构，将肺结节切除。这种手术的创伤比较小，疼痛的症状也比较轻，患者在术后恢复的速度会快一些，还可以有效清扫纵隔淋巴结，减少肺部淋巴结残留的发生，是临床上常用的一种手术方式，包括单孔、单操作孔（两孔）、三孔等。

（2）开胸切除术：如果患者肺结节的体积比较大或者位置比较深，通过电视辅助胸腔镜手术的方法无法切除，也可以选择做开胸切除术治疗。开胸切除术能够将位置深或者体积大的肺结节切除。部分患者也可能需要做肺叶切除或者肺段切除等，而具体的手术选择需要视患者的病情而定，患者要积极配合医生治疗。

患者在做完肺结节手术后需要注意休息，不要过度劳累，饮食上尽量以清淡为主，要适当多吃一些富含蛋白质的食物，比如鸡蛋、牛奶等，帮助身体恢复。

28.术中快速冰冻病理检查与术后组织病理检查有什么区别?

(1)什么是术中快速冰冻病理检查

术中快速冷冻病理检查是一种在低温(-20℃左右)条件下将手术切下的病变组织快速冷却到一定硬度并制成薄片进行病理诊断的检查。术中快速冰冻病理检查可称之为“病理科的急诊工作”,常用于临床手术科室进行快速组织学诊断,特别是在手术进行当中取出病变组织,要求病理医生在很短的时间内做出良、恶性的正确诊断,为临床医生下一步手术方案及治疗提供指导。一般情况下,病理医生在接收到病变组织的30分钟内即可有结果,为临床医生做出治疗决策、选择手术方案及手术范围提供重要依据。

(2)术中快速冰冻病理检查适用范围

①需明确病灶的性状是否为肿瘤,且其是良性肿瘤还是恶性肿瘤等,以确定最终手术治疗方案(仅行包块切除或扩大切除)。

②了解淋巴结内是否存有转移的肿瘤细胞,或者是肿瘤细胞的转移程度等,包括肿瘤细胞有无浸润邻近组织等,以便于明确术中是否需要完全清扫干净淋巴结或者是采取其他治疗方法。

(3)什么是术后组织病理检查

术后组织病理检查是指在手术过程中切除异常肿块和炎症组织,通过取材、固定、抽气、洗涤、脱水、透明、浸蜡、包埋、修块、切片、粘片、染色、封片得出结果。石蜡病理切片检查步骤比快速冰冻病理检查更为烦琐。术后病理检查是明确诊断的金标准,术后病理检查可以判断肿瘤的良恶性、炎症及组织的病理类型。术中快速冰冻病理检查与术后组织病理检查的具体区别见表1。

表1 术中快速冰冻病理检查与术后组织病理检查的区别

优缺点	术中快速冰冻病理检查	术后组织病理检查
优点	较好地保存多种抗原的免疫活性，快速，用时短，组织变化不大	a.保存时间久，细胞抗原定位准确，组织细胞形态结构保存完好，制作完成后可于室温下保存，能很好地保存脂类成分等。术后组织病理还可以进行免疫组化检查，辅助肿瘤的后续治疗； b.可对正常细胞组织进行观察，了解其形态结构，应用范围较广，通常在临床上作为明确诊断的金标准，具有很强的客观性
缺点	a.组织易碎易烂，完整切片结构较难获取，组织中形成的冰晶会影响抗原定位，只能短期低温保存； b.用于术前或术中为外科医生提供诊断依据，以决定后续手术方式，但是不能作为最终诊断依据	组织内抗原失活较多

29.肺结节术后需要**化学药物治疗**吗?

肺结节术后不一定都需要化学药物治疗（简称化疗），具体治疗方式要根据结节的性质来定。良性肿瘤术后应定期随访。如为恶性肿瘤，一般来说需要进行术后化疗，以此来达到更好的消除肿瘤、减少肿瘤复发、延长生存时间等的目的。但是并不是所有的肺部恶性肿瘤都需要化疗。

30.辅助化疗和新辅助化疗有什么区别

化疗是通过使用化学药物来治疗恶性肿瘤，延缓其进展，缩小瘤灶，甚至消除肿瘤的治疗方法。辅助化疗是指肿瘤患者接受手术治疗后，为了更好地遏制体内可能残余的肿瘤细胞或者转移的肿瘤微病灶，甚至消灭肿瘤细胞、提高治愈率，而进行的化疗方法。新辅助化疗是指肿瘤晚期患者或肿瘤体积较大的患者通过术前或放疗前使用化疗药物，来防止肿瘤微病灶转移或缩小肿瘤，以获得手术治疗机会的辅助化疗方法。

然而不管是辅助化疗还是新辅助化疗，在化疗药物攻击肿瘤细胞的同时，也会对身体的正常组织产生影响，导致身体素质下降，甚至导致某些脏器功能障碍。所以在治疗期间，患者的饮食同样重要，体内“战争”的胜利需要正确的治疗用药和合理的饮食方式。

31.肺癌患者做基因检测的意义是什么?

肺癌在我国居恶性肿瘤发病率与死亡率之首，严重危害到人民生命健康。近年来肺癌治疗取得了较大的进展，我国肺癌的5年生存率也从16.1%提高到19.7%，但仍有约75%的患者在就诊时就已处于肺癌晚期，错过了最佳根治性手术治疗时机。早期诊断可显著提高肺癌患者预后生存率，从肺癌患者术后5年生存率可以看出，Ⅰ期患者术后5年生存率在77%～92%，而ⅢA～ⅣA期患者仅为10%～36%，5年生存率存在显著差异。我国开展的社区肺癌高危人群胸部LDCT筛查结果显示，肺结节阳性率高达22.9%（804/3512），其中恶性结节患者比例达6.34%（51/804），肺癌检出率为1.5%（51/3512）。简而言之，提高肺癌生存率的关键在于早发现、早检测、早治疗。

（1）我们如何做到早发现、早检测、早治疗

目前检测肺结节最主要的方法是LDCT，即我们日常所讲的胸部CT的一种，但多次复查胸部CT，会对患者造成一定的辐射伤害和较大的心理压力。早期肺癌没有明显的特异性，即使在胸部CT中发现肺结节，也很难从肺结节中发现早期肺癌的踪迹。这时我们可以利用“基因检测”的方式。基因检测是采集患者一定量的血液、体液或组织，装入特制容器内，然后再将其送到专业的检测机构，用指定的仪器进行基因的扩增，最后通过基因扩增的结果，对遗传物质信息进行分析，了解患者所带基因和基因突变的情况的方法。

（2）目前，有哪些基因与肺癌有关

与肺癌相关的基因大致分为原癌基因和抑癌基因。原癌基因是那些在人生长发育、细胞分裂中发挥重要功能的基因。如果原癌基因发生突变，则会导致其活性增强，细胞分裂失去控制，从而导致肿瘤的发生，我们形象地将它比作汽车的油门。抑癌基因是那些抑制细胞过度增殖的基因，起到限制原癌基因活性的作用。如果抑癌基因发生了失活突变，就失去了正常功能，也会导致肿瘤的发生，就好比是汽车的刹车失灵。临床上常检测的与肺癌有关的基因有表皮生长因子受体（EGFR）基因、间变性淋巴瘤激酶（ALK）融合基因、*c-ros*原癌基因酪氨酸激酶1（ROS1）、大鼠肉瘤病毒同源基因（*KRAS*）、编码抑癌蛋白P53基因（*TP53*）等。

（3）肺癌患者为什么要做基因检测

尽管近年来诊断技术不断提高，仍只有不到15%的新病例会在其临床早期阶段被诊断出来。对于早期肺癌的患者，通过基因检测能够发现患者体内是否存在基因突变，再根据其基因检测的情况来明确患者是否可以使用靶向药物来进行靶向治疗。

早期肺癌患者往往临床症状较轻，大多是原位病灶，一般还未发生转移或者侵犯其他组织或器官的现象。这时可以结合临床情况，选择适宜的时机进行手术切除病灶，这样有利于降低肿瘤的复发率和提高患者的生存率。对于晚期肺癌患者，这时肺部的病变较为严重，要进行病理活检的话，取材部位的异质性、取材部位的条件不满足检测要求等情况都会使晚期肺癌患者进行病理活检的难度加大。相对而言，这时采取基因检测的方法，取材难度更小，检测条件也更能达到相应的要求，这样有利于降低患者的心理压力，提高治疗效率。目前，肿瘤治疗已经进入"精准个体化"治疗的时代，一旦确诊，基因检测对于治疗非常重要。如同世界上没有相同的两片树叶，每一位肺癌患者的基因信息也不相同。即便都是肺癌患者，同一种药物对不同患者的疗效都可能有所不同，所以治疗方案也需要个体化定制，做到"对基因下药"，以达到治疗效果更佳、毒副作用更小的目的。靶向治疗作为精准个体化医疗的主要手段，主要通过在基因或分子水平上针对性地杀死恶性肿瘤细胞，且几乎不影响正常细胞来进行治疗，具有"高效低毒"的特点。在现行的国家医保目录中，包含了30余种靶向药，靶向治疗也已成为近年来癌症的主要治疗方式之一。按照医保限定支付范围的有关要求，使用特定的靶向药物前需要进行基因检测。这就意味着，患者必须先通过基因检测，证明其存在某种特定的基因突变，医保基金方才予以支付。国家卫生健康委办公厅印发的《新型抗肿瘤药物临床应用指导原则（2020年版）》中也明确指出，只有经组织或细胞学病理确诊，或特殊分子病理诊断成立的恶性肿瘤，才有指征使用抗肿瘤药物。对于有明确靶点的药物，须遵循靶点检测后方可使用的原则。

综上，在肺癌的诊断和治疗中，原癌基因和抑癌基因有着十分重要的作用。对于早期的肺癌患者，针对其临床特征及特异性，对相应基因进行测序，同时结合某些微小生物分子标志物的表达，可以综合评估、精准评估风险，从而进行个体化的治疗，提高患者的生存率。通过基因检测分析相关基因的突变状态，了解敏感突变和耐药突变，能够帮助医生为患者量身定制最优的靶向用药治疗方案。因此，基因检测对肺癌患者有着十分积极且正面的意义。

32.什么是肺癌靶向治疗？

肺癌是所有癌症中发病率和死亡率最高的，很多肺癌患者确诊时已处于中晚期，这个时候采用手术治疗或者放、化疗效果都不尽如人意，肺癌靶向治疗为中晚期患者提供了有效的治疗措施。靶向治疗类似于导弹瞄准目标物进行精准打击，靶向药物进入人体内后能够精准结合肿瘤细胞特定的变异基因，抑制并干扰肿瘤细胞生长、分裂和扩散，使肿瘤细胞特异性死亡而发挥疗效，具有不良反应少、疗效好等优点，可以延长晚期肺癌患者的生存期。晚期肺癌患者可进行靶向治疗相关基因的检测，在此基础上选择针对这些特定突变点位进行靶向药物治疗，丰富了晚期肺癌患者的治疗策略，提高了患者的生存率。

33.服用靶向药物期间出现不良反应怎么办?

由于每个人对靶向药物的接受程度不一样，一些人可能会产生不良反应。最常见的为胃肠道反应（食欲下降、恶心、腹泻、腹胀、腹痛、呕吐等症状），但大部分患者能够耐受，建议餐后给药，可以减少胃肠道反应的发生。有的人还会有过敏反应（皮肤瘙痒、红肿等症状），对于皮肤出现轻中度不良反应，大多数患者可以耐受，到医院接受对症处理即可。经处理不能缓解的皮肤反应，应在医生的指导下减量或停药。大多数靶向药物都在肝脏代谢，部分患者可能出现肝毒性表现，如转氨酶的升高、胆红素的升高等，当转氨酶明显升高时，应停药及时就医，必要时给予保肝治疗。心血管的不良反应主要包括高血压、心肌缺血等，患者的主要症状表现为心悸、气促或心律失常等，出现这些症状的患者应在医生的指导下监测血压，如果出现不能缓解的心累、气紧应立即就医，暂停使用靶向药物。

34.肺结节术后需要进行免疫治疗吗?

肺结节术后，如果最终病理结果显示为良性病灶则无须进行免疫治疗。肿瘤的免疫治疗是指通过主动或被动方式使机体产生肿瘤特异性或非特异性的免疫应答，从而抑制和杀伤肿瘤细胞的治疗方法，主要用于已经发生转移而不具备手术条件的晚期肺癌患者。其主要通过抑制淋巴结的转移、控制转移的范围，实现延长晚期肺癌患者的生存期的目标，或为非根治性手术创造条件。因此，肺结节的性质和分期决定了术后治疗的方案。通常情况下，具备手术条件的肺结节患者在术后无须进行免疫治疗。

35.肺结节除了手术还有哪些治疗方法？

除手术切除外，肺结节的治疗方法还包括立体定向放疗、化疗、分子靶向治疗、免疫治疗、消融治疗等。

并不是所有的肺结节都需要手术治疗，也不是所有的肺结节都可以接受手术治疗。一些确诊为良性的肺结节可以选择暂时观察，如变化始终不大也可选择继续观察。有的肺结节无法分辨良、恶性，可3个月或半年后复查观察其大小变化情况，再决定治疗方式。而对于确诊的晚期肿瘤患者，由于手术无法彻底清除病灶及转移灶，所以一般不首选手术治疗，多予以化疗或放疗等治疗手段。

36.为什么有些肺癌需要放射治疗？

放射治疗（简称放疗）是指通过放射线的局部照射，杀死肿瘤细胞或抑制肿瘤细胞的生长，以达到消灭或根治局部肿瘤的原发灶和（或）转移灶的治疗方法。放疗是治疗肺癌的重要手段，联合化疗可减少肿瘤术后的局部复发率，提高疗效，还可以延长患者的生存时间。随着放疗技术的进展，它产生的不良反应得以减轻。放疗可分为根治性放疗、姑息性放疗、辅助放疗、新辅助放疗和预防性放疗等。具体方式及治疗时机需要医生根据患者病情进行评估。

37.哪些肺癌患者术后需要放疗？

肺癌是肺部的恶性肿瘤，即使在手术完整切除肿瘤组织后仍存在复发或转移的风险。临床上，医生多根据肺癌患者病情，补充术后的化疗和（或）放疗以巩固治疗来降低肿瘤复发或转移的风险。一般来说，部分Ⅲ期的患者需要做放疗巩固治疗。目前，术后的辅助放疗主要用于控制那些手术切缘阳性、局部肿瘤残留，以及部分多组纵隔淋巴结转移且纵隔淋巴结清扫不合标准而有较高局部复发风险的患者。

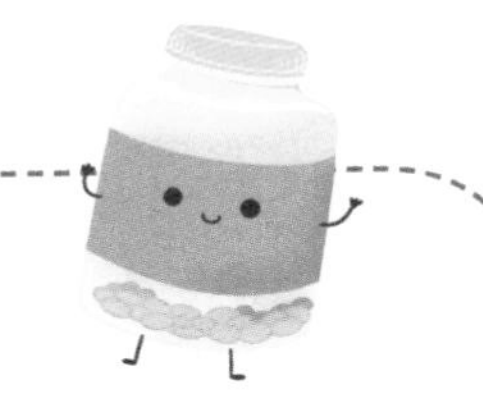

38.放疗的常见不良反应是什么?

放疗的常见不良反应大部分只会对放疗部位及周围组织产生影响，放疗常见的不良反应主要包括:

（1）皮肤变化，在接受放射治疗后皮肤可能会变得粗糙，出现瘙痒、红肿、色素沉着的现象，严重的还可能出现皮肤破溃。在接受放疗期间要关注皮肤完整度，若出现皮肤破溃要及时就医。放疗还会抑制毛囊的生长，根据照射位置的不同可能会出现不同部位的毛发脱落：若放疗的部位在头部，头发会脱落；若放疗的位置在腋窝，腋毛会脱落。但毛发一般会在放疗结束后2~3周重新长出来。

（2）放疗还可能会对局部黏膜造成损伤，比如咽喉、食管、胃的黏膜水肿后，会引起咽喉红肿、食欲缺乏、恶心呕吐、进食困难，严重者可出现食管损伤，导致胸部疼痛、发热、呛咳、呼吸困难、呕血等；若气道黏膜受照射的剂量累积到一定程度，患者还会出现刺激性咳嗽，但这些症状患者一般可以耐受，或者经过对症治疗可以缓解。咳嗽严重者可能出现放射性肺炎，如同时合并感染还可能出现发热、胸痛、呼吸困难等。这种情况需要医生综合评估患者的身体、治疗情况等，决定放疗是否需要暂停。

（3）放疗可能会造成人体造血干细胞抑制，导致白细胞、血小板、红细胞等减少，进而导致身体抵抗力低下，易感染、出血，还可出现活动无耐力、易感疲劳乏力等，在接受放疗期间要注意保暖，避免感染，保证放疗的顺利开展。

（4）除去以上常见的不良反应以外，放疗还可能产生心脏毒性，引发心肌损伤、心包炎。

患者会在接受放疗的过程中对部分不良反应逐渐耐受，医生也会采取相应的治疗来缓解症状，减少放疗给患者带来的不适。有的不良反应会在放疗停止后逐渐消失。放射治疗期间要勤饮水，居室多通风，进食易消化、高能量的食物来补充营养，注意休息，提高睡眠质量，调整好心态，要始终充满能够**“战胜病痛，迎接未来”**的信心。

第三节

护理与康复

39.肺结节术后住院期间的护理中有哪些注意事项?

（1）肺结节患者术后应该常规予以吸氧，术后第一天病情稳定者，可取半坐卧位，鼓励患者咳嗽排痰，咳嗽排痰时按压稳定术侧胸壁可减轻疼痛。术后有效镇痛可帮助患者术后咳嗽咳痰。

（2）保持胸腔引流通畅，漏气量多者，可进行胸膜腔持续负压吸引。术后记录患者每日胸腔积液的量及性质。胸腔引流示意图见图3。

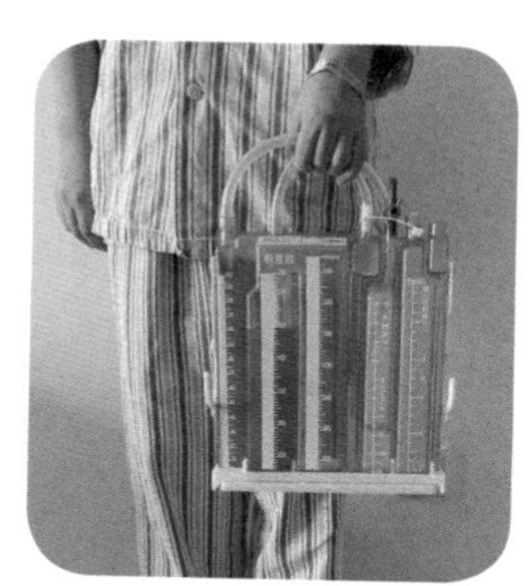
图3 胸腔引流示意图

（3）根据患者身体情况选择下床活动时机和活动时长。

（4）患者在住院期间应摄入均衡的饮食，新鲜、易消化即可，少食辛辣刺激饮食，避免进食高油、高脂饮食。

（5）注意观察伤口敷料情况，保持伤口敷料清洁、干燥，伤口痊愈前勿沐浴。

40.肺结节术后72小时内，哪些护理措施必须做到位？

肺结节切除术有时间长、创伤性较大及肺间质经常发生水肿等特点。肺泡萎缩会直接导致分泌物积存，对肺部通气与换气功能都会产生较大的损害，同时还会引发不同程度的肺部并发症，例如肺炎、肺不张等。通过呼吸功能锻炼，可以使呼吸肌群力量逐渐增强，确保有效通气，提高患者的肺活量。通常手术后72小时内有一些护理措施必须要做到位，包括充分镇痛、放松肌肉、辅助呼吸和协助排痰等。

（1）充分镇痛、放松肌肉

术后肺结节患者因伤口疼痛较为严重，全身肌肉会保持紧张状态而限制了呼吸功能，呼吸往往较快较浅。这时先要合理应用镇痛药物充分镇痛，镇痛药物可以遵医嘱选择复合低剂量阿片类药物。另外，还应该让患者处在舒服的姿势下，或通过按摩来消除肌肉紧张，使呼吸保持适当的频率和幅度。

（2）辅助患者呼吸并做好气道管理

为患者尽早拔除气管插管，充分镇痛并做好心理疏导，可有效减轻肺结节患者紧张焦虑的情绪，确保患者睡眠充足。随着手术后患者的呼气动作，用手适当压迫其胸廓，不仅能加强肺结节患者的吸气量与气流速度，还能促使支气管内分泌物的移动，胸廓也不至于因为太久没有运动而变得僵硬。如果患者家属不知道操作方法和力度，可以请教医护人员帮助指导患者呼吸。

（3）协助患者合理排痰

手术过程中注射的麻醉药物会直接抑制咳嗽反射，手术后患者因疼痛难以有效咳嗽，一些长期吸烟或者气道功能比较差的患者就会出现呼吸道潴留物、痰液较多的现象，此时就需家属或护理人员协助患者合理排痰。那么，究竟要怎么操作呢？我们可以使用叩击咳痰法：先让患者坐着，操作人员站在床边，手掌呈杯状，叩打患者于有痰部位相应的胸壁，并鼓励患者有效咳嗽，用双手手掌按压手术侧的胸廓，吸气时将双手放松，咳嗽时将双手加压，从而减少胸壁震动引起的切口疼痛。与此同时，合理应用抗生素预防感染或者使用黏液溶解剂可以促进痰液充分排出，必要时使用吸痰器或者纤支镜吸出痰液，从而有效预防坠积性肺炎的发生。

另外，手术后的早期活动也能有效预防坠积性肺炎、下肢静脉血栓形成，手术麻醉效果消退后，就能协助患者有效活动。通常手术后第一天，在患者生命体征比较平稳的情况下，就可以鼓励患者在床上活动四肢。

41.肺结节术后，胸腔有积液怎么办？

肺结节术后胸腔存在积液为正常现象，可通过引流的方式将积液排出。多数引流液为淡血性，随着时间的延长，引流液会逐渐变清，而且量会逐渐减少。如胸腔引流液量较多或颜色偏红呈血样，则需通知医生或护士来评估引流液性状、是否需要输血等其他治疗。

42.患者在出院前需要知道哪些信息？

医生和护士需要告知患者下次复查时间、领取病理报告时间，并再次指导患者进行呼吸训练。在入院初始阶段，患者就应在医生和护士指导下有意识地进行呼吸训练。呼吸训练有利于手术后肺膨胀，可一定程度减少术后并发症发生，加速患者康复。呼吸训练包括腹式呼吸、缩唇呼吸、呵欠动作、双侧下胸扩张和单侧下胸扩张呼吸、吸气动作等。还需告知患者要有意识地进行咳嗽训练，通过腹式或胸式呼吸方法，放松喉部肌肉，张口稍伸舌连续咳嗽两三声，每日10～20次。患者还需要加强心肺联合功能，可以通过室内登楼训练完成，训练强度以稍感疲劳为宜，不宜过度吃力。在训练过程中，患者家属应当陪同，注意患者的呼吸和心率的表现，如有不适立即停止训练。

43.肺结节术后居家康复注意事项主要有哪些？

（1）患者需进行严格的戒烟

患者如果既往吸烟，需要进行严格的戒烟。一般接受肺部手术的患者，术前戒烟至少2周；对于合并有肺功能障碍的患者要求有更长的戒烟时间并配合有效的药物治疗。如果有接触二手烟的情况，需要严格避免接触二手烟。家属有必要配合医生积极鼓励并监督患者戒烟。如患者戒烟确有困难，可寻求戒烟专科门诊的帮助。

（2）避免雾霾环境，预防感冒

雾霾会刺激呼吸道，诱发呼吸道痉挛。对于合并有肺功能不全的患者，雾霾会进一步加重咳嗽、咳痰、胸闷、气急等症状。因此，当空气质量在三级及以上情况下时，应减少或避免室外活动。如确实想外出锻炼，应避免在清晨或晚间锻炼。气候环境变化时，应当适时增减衣物，注意给身体补充足够的水分，避免熬夜，更多地摄入水果和蔬菜，并保持心态乐观。

44.肺结节患者在术后如何复查？

出院时医生会告知患者下一次复查的时间，患者需提前一周在网上问诊，并请医生开胸部X线检查和血常规检查。等到检查结果出来以后再挂号，带上检查结果和病理报告进行术后第1个月的复查。（术后1个月、3个月、半年、一年时复查）

45.肺结节患者出院后，怎样进行手术切口的居家观察与护理？

患者可以自己每天进行伤口的消毒、擦拭，也可到就近的医院或者社区医院进行换药。要保证伤口不碰水，并观察伤口是否有流脓或者粘连现象。如有上述情况，及时到医院门诊伤口治疗中心进行伤口换药，并及时请手术医生复诊。

46.肺结节患者术后咳嗽怎么办？

术中肺部是塌陷下来的，术后咳嗽能够促进肺部扩张是正常的生理反应，可以促使肺部重新达到膨胀的状态。咳嗽时，患者可坐于床边，双脚打开与肩同宽，双手环抱住两侧腹部，头微微前倾，尽量将痰咳出，但一定要避免牵拉伤口。

47.肺结节患者术后如何进行功能锻炼？

很多肺部疾病患者血液处于高凝状态，并且手术期为补充血容量，常会选择进行深静脉穿刺，但这个操作会造成血管内膜损伤。肺部疾病患者在术后易出现深静脉血栓，深静脉血栓一旦脱落，则易出现肺栓塞。故患者在术后应尽早下床活动，如果下肢活动不及时，血流变慢，就易出现深静脉血栓。

一般不推荐肺部疾病患者术后剧烈运动，可以每天散步，身体条件允许的可以爬楼梯，还可以活动手臂，做适量的拉伸运动。身体恢复较好时，还可以尝试慢跑，以微微出汗、呼吸不急促为宜。手术后，肺部的切口需要3～6个月才能彻底愈合，因此，患者在半年内禁止剧烈运动，注意劳逸结合。

48.肺结节患者术后饮食的注意事项有哪些?

术后患者需加强营养，因为手术创口的愈合需要蛋白质支持。患者需要多吃富含优质蛋白的食物，如鸡蛋、鱼、牛肉、牛奶等。保持高蛋白清淡饮食，多吃蔬菜、水果、酸奶，保持大便通畅。

术后忌口有哪些？为了保证营养均衡，鸡肉、海鲜等都可以吃。但有些食物应忌口：辛辣的食物（包括酒类），术后很长一段时间应避免食用；腌制类食物含有大量亚硝酸盐，应避免食用。患有糖尿病的患者，建议积极控制血糖（血糖控制不好，创口长不好）。要特别注意的是，术后不能纯素饮食，很多患者术后只吃素食，或者食欲不好，吃得少，这样容易出现营养不良。这部分患者术后容易出现胸腔积液，加重术后咳嗽。新鲜的肉类是重要的优质蛋白质来源，术后每日摄入适量肉类，还可补充矿物质、维生素等营养素，有利于身体快速恢复。

49.肺部手术后，身体多久能恢复正常?

肺部手术后，身体一般1～2个月能恢复正常。出院后多数患者仍有咳嗽、咳痰、低热、胸痛、咯少量血痰、出虚汗等症状，这些都是正常的，不用紧张，只需按时用药，定期复查就好。如有特殊不适，及时就医。

创口疼痛会持续一段时间（几个星期或几个月），疼痛情况因人而异。个别患者会有间断性刺激性咳嗽，持续时间3~6个月。胸管拔除后，不用再刻意咳嗽，如果感觉有痰再把痰咳出来，可以继续进行呼吸训练。胸痛也是术后常见症状，疼痛部位有时在创口附近，有时在创口前方，比如乳房附近或乳房下方，有时是刺痛，有时是牵扯痛，这种情况多数是肋间神经痛，不用过于紧张。

早期肺癌患者一般出院后2个月左右就可以去上班。但如果是浸润性腺癌、鳞癌或中期肺癌患者，可以上班，但不能劳累，应以休养为主。如果术后需要化疗，不建议上班。

第四节

健康管理

50.导致肺结节的环境因素有哪些?

结节的发生可能与工作环境有关，如果长期暴露于氯乙烯、石棉、氡等致癌物质中，一旦肺部吸入了这些物质，可能会造成严重感染，并出现炎症反应产生肉芽肿，最终形成肺结节。长期处在粉尘环境中也会使身体受到损伤，相对来说就会更容易出现肺结节。

51.厨房油烟对肺的健康有影响吗?

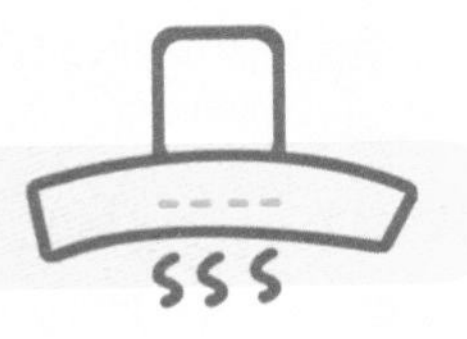

厨房油烟即做饭油烟，当锅内温度达到食用油的烟点时，油脂分解速度会加快，会出现大量油烟，并伴有刺鼻气味，吸入可危害肺部的正常功能，引起上呼吸道感染、肺炎、肺癌。

（1）上呼吸道感染：锅内温度超过烟点时，油脂分解并生成具有强烈刺激性的丙烯醛，该物质对呼吸道黏膜有较强的刺激作用，可能会引起鼻炎、咽喉炎、气管炎等上呼吸道疾病，表现为咽干、打喷嚏等，严重时可危害肺部健康。

（2）肺炎：高温催化下，食用油会产生丁二烯等成分，长期大量吸入会破坏人体免疫功能，危害肺部防御能力，增加呼吸道疾病的发生率，更易引发肺炎等下呼吸道疾病。

（3）肺癌：油烟粒度在0.01～0.30微米，长期吸入厨房油烟，油烟微粒会在肺中沉积，难以排出，极易引发慢性支气管炎、慢性阻塞性肺疾病等，导致肺功能长期处于受限的状态，可能会发展为肺癌。另外，食物及油脂在高温烹调下产生的苯并芘、挥发性亚硝胺、杂环胺类化合物等致癌物质，会危害肺部黏膜，长期吸入可诱发肺癌。

厨房油烟是常见且杀伤力极强，但容易被忽视的健康"杀手"。因此，平时在厨房做饭的时候应避免油温过高，建议在烹饪过程中开启油烟机，减少吸入肺内的油烟量，减轻对肺部的危害。

52.细颗粒物对身体有哪些危害？

细颗粒物就是人们常说的PM2.5（直径小于或等于2.5微米的悬浮颗粒物），过多吸入会对呼吸系统和心血管系统造成伤害，导致哮喘、肺癌、心血管疾病、出生缺陷和过早死亡。

（1）对呼吸系统的伤害：最终决定颗粒物在呼吸道中位置的是它的大小，直径小于10微米的颗粒物，可以到达支气管和肺泡，穿透屏障；较大的颗粒物一般会被黏液和纤毛过滤掉，最终没有办法通过咽喉和鼻腔，从而无法影响呼吸系统。细颗粒物进入呼吸系统后，可能会刺激呼吸道，造成咳嗽、呼吸困难、降低肺功能等危害，特别是会加重哮喘患者的病情。

（2）对心血管系统的伤害：细颗粒物会造成动脉斑块的沉积，引发动脉粥样硬化和血管炎症，最终可能会导致心脏病及诸多心血管问题。需要特别注意的是，当空气中细颗粒物的浓度长期处于10微克/立方米以上时，死亡的风险将会上升。

对不同群体来讲，细颗粒物对健康的影响程度大不相同，特别是一些敏感群体，例如有心脏或肺部疾病的人群，尤其是老人、孕妇和儿童，细颗粒物污染产生的影响将大幅提升。因此，这类人群在空气污染较严重的天气外出时，要注意防护，务必戴好KN90、KN95、N95级别的防尘口罩。

53.二手烟有什么危害？

二手烟是指烟草燃烧端产生的烟以及吸烟者呼出的烟，会严重污染空气，而且对人体的危害较大。可侵犯呼吸系统、心血管系统等，尤其对孕妇、儿童有较大危害。

（1）呼吸系统：二手烟中有大量有害物质，比如尼古丁、一氧化碳、煤焦油、一氧化氮等。这些有害物质会对呼吸道黏膜造成损伤，从而提高支气管炎、支气管哮喘、肺炎、肺癌等各种呼吸系统疾病的发生率。

（2）心血管系统：吸入过量的二手烟会导致血管硬化，出现脑血管疾病，对脑供血不足、脑梗死等疾病产生不良的影响，增加冠心病发生的概率。

（3）孕妇：大量吸入二手烟可能对孕妇和胎儿产生严重的不良影响，包括胚胎发育异常、流产、早产、宫外孕等。

（4）儿童：二手烟还是引发儿童哮喘的重要因素，同时还易引发儿童气管炎、肺炎、耳部疾病等。

二手烟可造成多种危害，在生活中要远离二手烟。另外，室内可以适当养一些花草，如仙人掌、芦荟等有利于净化空气。

54.如何避免吸入二手烟？

避免吸入二手烟可以通过远离吸烟人群、做好个人防护措施等方法实现。

（1）远离吸烟人群：可以通过远离吸烟人群的方式防止吸入二手烟。在日常生活中，远离吸烟者、减少与吸烟者的接触和沟通，让其到卫生间或通风的地方抽烟，可以有效减少二手烟的吸入。

（2）做好个人防护措施：如果不方便远离吸烟人群，可以做好防护措施。如果是在公共场合，可以佩戴口罩；如果在室内有人抽烟，可以摆放一些绿植，起到一定的消散或吸收二手烟的作用，也可以减少二手烟的吸入。

在日常生活中，可以多吃一些新鲜的水果和蔬菜，多喝温水，有利于二手烟的代谢，减少二手烟对人体的危害。

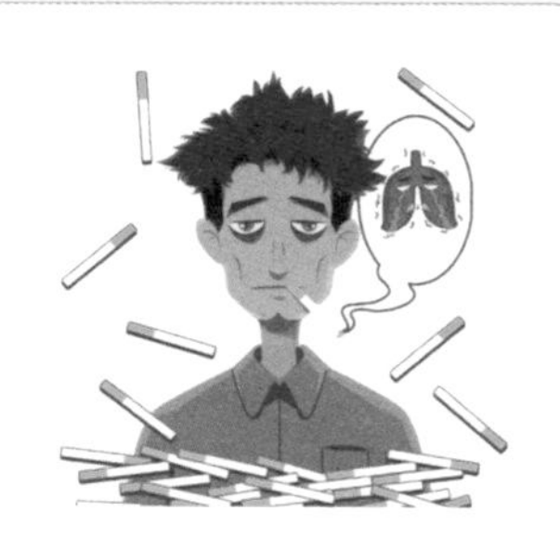

55. 戒烟的诀窍有哪些?

在生活当中，许多人都有抽烟的习惯，但是抽烟对身体的危害确实特别大，最直接的影响就是呼吸系统受损，不少长期抽烟的老烟民甚至患上了癌症。但是随着现代人养生观念形成，大部分人都想要戒烟。不过戒烟确实非常难，如果没有掌握良好、科学的戒烟方法很难成功戒烟，而且很容易复吸。那我们就来介绍七个科学有效的戒烟方法吧。

(1) 随身备零食

在戒烟的初期，可以随身准备一些小零食，当烟瘾犯了时，可以用吃小零食替代吸烟，能够在一定程度上缓解烟民对于香烟的依赖。

(2) 睡眠要充分

在戒烟的第一个星期，一定要充分休息，保持良好的睡眠和规律的作息。这样身体的机能会慢慢提高，帮助抵抗烟瘾的发作。

(3) 有规律地锻炼

人在锻炼的时候注意力较为集中，很难想到香烟。有规律地锻炼还可以有效增强呼吸系统功能，提高身体的免疫能力，保护身体健康。

(4) 忌刺激饮料

尽量不要喝刺激性的饮料，如可乐，刺激性的饮料易刺激味蕾和神经，让烟民想要抽烟。想喝饮料时，可以喝一些牛奶或新鲜的果汁，这种温和性的饮料既可以补充营养，又可以帮助戒烟。

(5) 多补充B族维生素

经常补充B族维生素可以很有效地舒缓神经，同时可以有效抑制对尼古丁的渴望。在日常生活当中非常容易获取B族维生素，各类新鲜的瓜果蔬菜及动物类食物当中都含有一定的B族维生素。

（6）喝水、吃粗粮

很多人在戒烟的时候会产生口渴的感觉，这个时候可以适当多喝水。多饮水有助于身体毒素的清除，而且可以帮助身体快速戒烟。同时可以多吃一些粗粮或者是含有纤维素的蔬菜，因为许多人在戒烟期间容易产生便秘的问题，多吃一些含有丰富纤维素的食物能有效克服便秘的问题。

（7）勤喝茶

经常喝茶也可以帮助戒烟，因为茶当中含有的儿茶素可以有效防止胆固醇在血管壁上的沉淀。经常喝茶能够降低吸烟引发的身体相关疾病的可能性，而且喝茶还可以利尿解毒，可以帮助身体排毒，对于戒烟之后保持身体健康具有积极作用。

吸烟不仅会损害呼吸系统和肝脏，还容易诱发癌症，所以大家要尽量戒烟。以上这几个有效的戒烟方法在戒烟的过程当中一定会对大家有所帮助的。

56.电子烟可以替代普通香烟吗？

随着人们逐渐意识到吸烟有害健康，“远离二手烟”的口号也被大家挂在了嘴边，但目前有一种新型的“烟”逐渐进入了广大群众的视线。近几年，宣称不含有害物质、可用于替代香烟，以及辅助戒烟等功效的电子烟（见图4）“别开生面”，拥有水果味等诸多新奇口味、看起来比较时尚的电子烟，逐渐风行社会。那么，电子烟真的能代替普通香烟吗？电子烟与香烟的区别及危害有哪些？接下来就为大家详细介绍一下吧。

（1）什么是电子烟

实际上，电子烟就是一种模仿卷烟的电子产品，它的外观、烟雾、味道以及吸入的感觉与普通香烟一模一样，其主要原理是通过雾化等手段，将尼古丁变成蒸气后让使用者吸入。

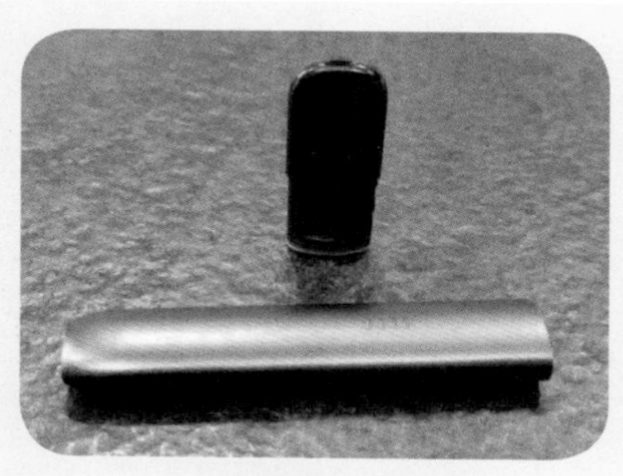

图4 电子烟

（2）电子烟的危害有哪些

①对肺部功能有着不良的影响。

绝大多数电子烟气雾的核心成分是经提纯的尼古丁，尼古丁属于有毒化学物质，尤其是未成年人，呼吸系统并没有发育成熟，吸入此类雾化物会对肺部功能产生不良的影响，如果使用不当还会导致尼古丁中毒等多种安全风险发生。

②会直接损害未成年大脑发育。

尼古丁会对还在发育中的青少年和婴幼儿的大脑造成较为严重的损害。年轻人极易受到尼古丁的危害而产生诸多不良后果，例如学习障碍、焦虑障碍等。

③会成瘾，很难戒断。

不管是吸香烟还是电子烟，摄入的尼古丁一旦进入人体肺部被吸收，就会通过血液循环快速到达大脑，刺激大脑释放大量多巴胺，这也是吸烟和吸电子烟会成瘾并且很难戒断的重要原因。

④引发心血管疾病。

电子烟的烟雾气溶胶会直接引起血小板聚集增加，也有可能导致血管出现微血栓。这就说明电子烟在增加心血管系统风险并引发心脏病发作等方面的危害不亚于传统香烟。

⑤爆炸风险。

电子烟属于电子产品，难免使用到电池。劣质电子烟产品所使用的电池质量非常差，此类产品的锂电池没有经过强制化安全与质量的认证就放在狭小的电子烟管腔内，在人们吸电子烟时，就像是将一颗定时炸弹放在了嘴边。根据相关报道，国外就发生过电子烟在烟民口中爆炸的事故。

⑥严重损害免疫系统。

通过对比电子烟使用者、普通香烟吸烟者以及非吸烟者鼻腔里的免疫细胞，发现吸电子烟特别是劣质电子烟，会使人鼻腔中358个免疫基因受到抑制，而普通香烟吸烟者中有53种免疫基因会受到抑制。

⑦致使多种癌症发生。

电池加热烟液产生的气溶胶中，含有对心血管有害的醛，主要包括甲醛、乙醛及丙烯醛等，这些都会导致多种癌症发生。

⑧引发致命肺病。

通过实验发现，电子烟极易带来另一个致命风险，即闭塞性细支气管炎。这是一种比较罕见且不可逆，甚至有可能致命的阻塞性肺病，会使人的肺功能逐渐衰竭。

（3）普通香烟的危害有哪些

①对人体呼吸系统的危害。

吸烟会导致支气管上皮细胞的纤毛变短或不规则，降低局部抵抗力，极易导致肺部受到感染。同样，吸烟也会引起肺癌，据了解，约85%的肺癌患者有吸烟史。

②对口腔的危害。

吸烟会导致口腔癌和喉癌发生。香烟中的焦油以及烟雾的热量会使唾液腺发炎，味蕾受损，味觉与嗅觉能力也大大减弱，甚至导致口腔癌发生。同时，烟雾也会使得咽喉中的温度从37℃逐渐增加到42℃，并且还会使黏膜轻度烧伤而产生慢性热创伤，最终导致喉癌。

③对血液的危害。

香烟中的一氧化碳会大幅度降低血液吸收氧气的能力，尼古丁也会使心跳加快、血压升高，以及心脏承受力减弱。另外，心肌缺氧引起冠状动脉梗死、心脏局部缺血都会促使动脉粥样硬化累积，而诸多心脏疾病也由此慢慢发生。

④对脑部的危害。

吸烟不仅会导致多种脑部疾病发生，还会减少循环于脑部的氧气与血液，致使脑部血管出血或闭塞。除此之外，长期吸烟还会导致麻痹、智力衰退以及卒中等情况发生。吸烟者之所以会发生卒中是因为吸烟会导致脑部血管痉挛，血液极易凝结。吸烟者卒中概率高于非吸烟者。

（4）电子烟与普通香烟的区别

①工作温度不同。

电子烟一天的工作温度大概有300℃，雾化器加热到这个温度就会将烟弹中的化学物质变成烟，如果温度过高，这些化学物质就会发生变化，口感与安全性可能也很难控制。普通香烟的燃烧温度基本上在800℃左右，只有部分香烟可以高达1 000℃。香烟在燃烧过程中，会产生几千种分解物质，而这些物质的混合也造成每种香烟具有独特的气味和口感。

②烟的形态不同。

由于电子烟与普通香烟的发烟温度不同，所以也就造成了烟雾性质不同。电子烟实际上就是烟弹中的挥发性物质与水蒸气混合而产生了烟雾，颗粒相对来说比较小。普通香烟主要是由植物加工而来，颗粒大小不一，从整体来看比电子烟的颗粒要大很多。

③口感不同。

尽管电子烟厂家竭尽全力生产出口感比较接近于普通香烟的烟弹，但仍与普通香烟的口感无法比拟，毕竟电子烟与普通香烟的工作原理不同，所以大多数电子烟厂家都会生产各种水果味以及其他香型的电子烟，以此弥补口感上与普通香烟的差距。

总之，电子烟不能代替普通香烟，同时电子烟的危害也不亚于普通香烟，希望各位吸烟者能够及时戒烟，并远离电子烟。

57.有肺结节，应该怎么吃？

随着科学技术水平的不断发展与进步，有许多之前不容易被发现的健康问题，也可以通过相关检查被及早察觉。现在，容易被发现的健康问题之一就是肺结节了。确诊了肺结节后大家会非常担心，特别是在饮食上，生怕自己吃错食物让结节长大，损害了身体健康。那么，有肺结节的患者，应该怎么吃呢？

（1）必须多摄入**新鲜的蔬菜**与**水果**。新鲜蔬菜与水果的足量摄入是有效预防肺癌的保护措施，并且还能降低肺癌发病的概率。

（2）饮食必须**多样化**。多样化的饮食能最大限度地为患者机体提供充足的营养，只有营养充足才能“正气存内，邪不可干”。中医认为肺结节的发病是由于人体“正虚”，因此，丰富的饮食非常重要。据统计，临床上有不少患者会有焦虑、抑郁情绪，部分患者对饮食过于纠结，这不敢吃，那不敢吃，这更会加重患者的焦虑、抑郁情绪，所以多样化的饮食以及“放开吃”的观念会给患者带来一定的“幸福感”，也能在一定程度上缓解不良情绪。

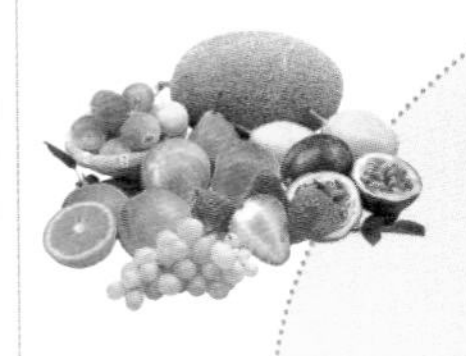

除此之外，肺结节患者尽量不要吃辛辣刺激的食物。如今，人们的口味都比较重，总喜欢吃一些辛辣刺激的食物，这些食物吃起来挺有味，适当吃点虽然对身体并没有较大的影响，但要是经常吃就对身体不利了，尤其是肺部有问题的人更应该注意。辛辣刺激的食物吃多了，就有可能让身体情况变得更加严重，想要让肺结节消失也将变得更加困难。油炸食物也尽量少吃，虽然油炸食物吃起来香香脆脆，但其中含有的有害物质不少，经常吃就易给身体带来不良的影响。

（3）**海鲜、牛羊肉这些被民间流传为“发物”的食物也可以吃。**所谓的“发物”多是指富于营养或具有刺激性，容易使疮疖或某些病症发生变化的食物。事实上，在现代医学中，“发物”理论并没有充足的证据认可，大家可以放心食用。

（4）要想改善肺结节的情况，吃什么食物可以帮助调理呢？①山药：山药是种好食物，其中含有的营养物质也非常丰富，通常用于调理脾胃。山药中含有的纤维素非常多，能帮助肺结节患者改善肠胃蠕动，助消化并减轻肠胃的负担。如果想要有效改善肺结节，那么就可以尝试多吃山药。山药还可以帮助肺结节患者滋润肺部，使肺部保持良好的状态，防止肺结节情况变得更加严重。②莲子、百合和枸杞：百合可以用来煮粥，用莲子、百合以及枸杞一起煮粥吃，不仅能滋润肺部，且还能补充营养素。无论是莲子，还是枸杞和百合，其中含有的营养素都比较丰富。枸杞当中所含有的维生素和微量元素还能帮助抗病菌。

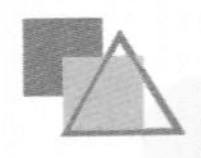

58.肺结节患者手术前可以选择哪些运动?

平日里多运动、多锻炼对身体大有裨益，对于肺结节患者来讲，多运动是公认的既经济又实用的康复方式和保养方法。但是，一定要谨记不能盲目运动，一些不合适的运动很有可能会伤害身体，这样就太得不偿失了。肺结节或者肺癌患者更是如此，运动过程中的一呼一吸都需要肺的参与。所以，科学合理的运动极其重要。那么，肺结节患者可以选择哪些运动呢？接下来就为大家详细介绍一下。

（1）手术前的合理运动

肺结节患者在手术期间很可能会出现肺部感染、胸腔积液以及肺不张等一系列并发症，最终降低患者今后的生活质量。在手术前，患者可以通过运动锻炼来有效改善肺通气功能，从而提高患者对手术的耐受性；同样锻炼还能有效提升患者的心肺功能，提高患者机体的抗病能力，并有效缓解胸闷、气短等症状。

①深呼吸法：深呼吸法的练习很简单，关键就在于坚持。进行深呼吸锻炼时最好是在手术前一周就开始，患者可在坐位时练习胸式深呼吸，在平卧位时练习腹式深呼吸，每天做2~3次，每次10~20分钟。在此过程中，肺结节患者还可以进行适当的体育锻炼，增加自己的肺活量。

②有效咳嗽法：通过呼吸肌、腹壁肌群的肌力增进，可以增加呼吸潮气量，加强咳嗽排痰的效果。平时在没有明显不适反应的情况下，按照前文所述的咳嗽训练法，每次训练10~20分钟，每天训练6~8次。5次深呼吸后休息20分钟，就这样循环往复。在手术前保持每天训练2次。通过有效咳嗽就能及时预防手术后的肺不张、肺部感染等并发症。

手术前的锻炼可以直接锻炼，也能借助肺功能扩充器。肺功能扩充器上会清晰地显示每次的吸气量，锻炼效果更易衡量，患者也许能更有动力。

（2）适合肺结节患者的运动有哪些

①散步：散步是当前最常见的运动方式之一。作为有氧运动，散步可以让患者全身都得到适量运动，同时，在散步途中也可以欣赏到优美的景色，使患者心情愉悦。

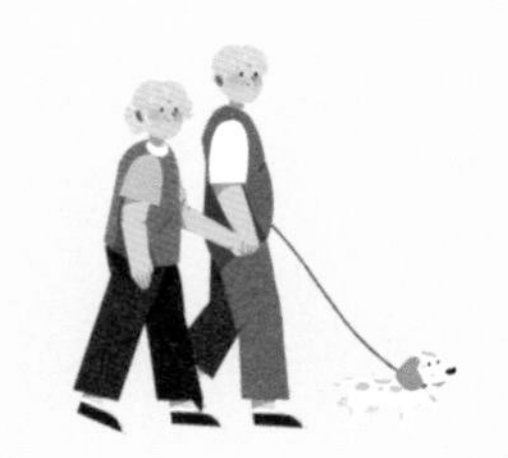

②慢跑：慢跑不仅能有效增强呼吸功能，而且还能提升患者通气和换气能力。

③其他：太极拳、八段锦以及五禽戏等都是患者术后运动的不错选择。

（3）运动后的注意事项

①方式：肺结节患者应主要以慢运动为主进行锻炼，尽可能地做到量力而行。尤其是合并慢性阻塞性肺疾病、肺纤维化疾病的患者，千万不要盲目进行剧烈运动。剧烈运动会增加患者身体的耗氧量，致使患者缺氧，这样反而会损伤自己的身体。

②环境：如果遇到阴雨、沙尘暴、雾霾以及极端寒冷等恶劣天气，就不要出门运动，避免再次对肺部造成伤害。尽量选择空间开阔、空气质量比较好的环境中运动。

总之，肺结节患者在进行运动时必须注意运动方式、运动时间与频率及运动环境，不要进行剧烈运动，尽量进行散步、慢跑以及打太极等一些有氧运动，这样才能避免患者肺部二次损伤。

59. 户外锻炼应该注意什么？

（1）夏季户外锻炼的注意事项

①注意防晒：夏季紫外线比较强，进行户外锻炼时一定要注意防晒。夏季一天当中气温最高的时间段就是下午2点至4点，这段时间骄阳似火，阳光中的紫外线最为强烈，户外锻炼一定要避开这段时间。如果皮肤长时间暴露在烈日下，还有可能造成灼伤。紫外线还会透过皮肤直接辐射到视网膜，致使眼球严重损伤。因此，在高温天气下应尽量避免到阳光强烈的地方进行锻炼。

②合理饮水：夏季户外锻炼容易出汗，必须及时补充足够的水分，但要是饮水方式不合理，就会引发不良后果。户外锻炼时或锻炼后短时间内大量饮水，会给血液循环系统、消化系统，尤其是心脏增加负担，极易造成疲劳。大量饮水会使出汗更多，导致盐分慢慢流失，引发痉挛或抽筋。所以，合理的饮水为少量多次地饮用，每次只喝几口，喝水的次数频繁一些，不渴时也要补充一定的水分，使水分均匀补充。如果水分大量流失没有得到及时补充，严重者会引发肾衰竭。

③避免饮用冷饮：夏季如果有冰镇饮料喝那肯定是一件很享受的事，但在锻炼期间或者锻炼后，不能立刻喝冷饮。冷饮不仅会大幅度降低胃的温度，而且还会冲淡胃液，使胃的生理机能严重受损，轻则会引起消化不良或腹泻，重则导致急性胃炎发生。

④衣着注意事项：夏季进行户外锻炼时容易大量出汗，衣服也很快就湿透了。很多人锻炼完之后就任凭衣服湿着，企图靠自己的体温将衣服“烤干”，这样做其实对人体有着较大的伤害，也更易受凉。如果锻炼完衣服湿了，就要立即脱掉湿衣服并换上干的衣服。

（2）冬季户外锻炼的注意事项

①冬季进行户外锻炼前应该先做一些简单的热身运动，这对安全有效地锻炼身体有较大的好处。在寒冬季节，人体遭受冷空气的刺激，肌肉、韧带的弹性及伸展性会大幅度降低，如果在锻炼前不做准备运动，就极易引起肌肉、韧带拉伤或扭伤，致使锻炼无法正常进行。

②雾天不应进行户外锻炼。雾是由无数个微小的水珠组成，这些雾珠中含有大量的尘埃、病原微生物等有害物质，锻炼时由于呼吸量不断增加，在雾天势必会吸入更多的有害物质而影响氧气的供给，从而引起胸闷或呼吸困难等不适症状，严重者会引起鼻炎、肺炎、气管炎及结膜炎等疾病。另外，雾天能见度低也非常不利于锻炼。

③冬季进行户外锻炼时，应该养成用鼻子呼吸的习惯，因为人们的鼻孔里有很多鼻毛，可以滤清空气，减少尘埃或病原微生物对气管和肺的侵袭。另外，寒冬季节的气温比较低，冷空气进入鼻孔后会得到加温，再进入肺部就不会产生刺激了；如果用嘴呼吸就会使大量冷空气直接进入肺部，产生较强的刺激，并引起不良后果。当然，活动剧烈时还可以采用鼻、嘴一起呼吸，但是不能张口过大，以防大量冷空气进入肺部而引起不良后果。

④寒冬季节，冷空气会对肺部和支气管产生刺激，诱发和加重支气管炎症和肺部疾病。冬季进行户外锻炼时必须注意防寒保暖，开始锻炼时不要立即脱掉外衣，应等到身体微热后再脱掉衣物。锻炼结束后应立即擦净身上的汗液并脱去汗湿的衣物，换上干净衣物，避免感冒。

60.如何应对确诊肺结节后引起的不良心理波动?

经检查得知自己患上了肺结节后，患者就会产生诸多的心理波动，例如对疾病痛苦感到恐惧，对手术等治疗手段产生抵触，对不良反应感到担心，害怕与亲人就此分离，以及害怕周围人的异样眼光，甚至还会因为癌症产生精神障碍。那么，该如何应对确诊肺结节后引起的不良心理波动呢？下面就为大家详细介绍一下。

（1）心理因素的分析

通过采取X线检查和胸部CT等方法确诊后，大多数肺结节患者都会出现焦虑、恐惧及绝望等情绪，这种难以预料的打击会使他们感到悲伤与失落。在接受治疗的过程中，许多肺结节患者又会面临陌生的医疗环境，所以就变得多疑或孤独。在对手术等医疗技术缺乏认识的情况下，还会对治疗产生一定怀疑，并且对治愈的信心也不足。如果长期治疗，还有可能会让他们对巨额的医药费感到发愁或者产生更重的心理负担。

（2）肺结节患者的常见心理特征

通常情况下，人们一旦检查出来有肺结节，就会对他人产生较大的依赖，心里总感觉应该要得到别人的关心与照顾，猜疑心也较重，别人低声说话就认为是在议论他的病情。

除此之外，比较突出的问题主要表现为恐惧、焦虑及绝望。而这些心理问题都是患者及其家属在应对肺结节的过程中经常出现的不良心理反应，这些感觉也是正常的压力反应，在初次检查时就可能会表现得非常明显。恐惧或焦虑等心理问题出现的原因，很有可能是无法继续承担家庭责任、对身体失去控制力、对诊断出肺结节的现实无法接受等。

（3）不同阶段肺结节患者的心理特征表现

①诊断前阶段：肺结节患者对身体的真实状况感到害怕与恐惧，对身体变化过于警觉。

②诊断阶段：患者否认诊断结果，低估它的严重性，不愿意讨论自己的病情，这时患者的否认是一种心理防御机制，可以缓解自己的紧张与焦虑。另外，患者还会经常伴有愤怒、悲伤、抑郁及挫败感。

③治疗阶段：有一部分肺结节患者需要进行手术治疗，有可能会因为切除术失去一部分组织器官，同时还会出现适应不良的表现，患者就会出现回避、寻求其他治疗方法，以及术后反应性抑郁等表现。

④复发阶段：患者对复发的心理反应类似于诊断阶段，如果出现治疗失败的现象，患者就会对治疗的信心大幅度降低，与此同时，还会去寻求其他非医学的治疗方法。

⑤晚期阶段：一旦到了此阶段，患者就会时常意识到病情的进展很可能已经不可逆转。这时候最常见的情绪反应就是恐惧，害怕被人遗弃，害怕失去躯体功能与尊严，也害怕疼痛。同时，放不下尚未完成的事业和家属。如果肺结节患者出现了过度焦虑、恐惧及抑郁等精神障碍，那么就会直接影响患者今后的正常生活。倘若发生精神障碍，患者及其家属就要积极寻找专业治疗师或者心理咨询师的帮助。

（4）肺结节患者如何调整自己的心理波动

肺结节患者必须积极接受相关教育与心理指导，使其可以更好地应对疾病带来的不良影响。

首先，患者必须明确了解肺结节的相关常识、防癌知识，以及如何去面对肺结节、如何疏导自己的不良情绪反应等。明确了解肺结节的相关常识不仅可以帮助患者认识自身身体状况，还能增强其在社会环境中的适应能力，同时提升其依从性。

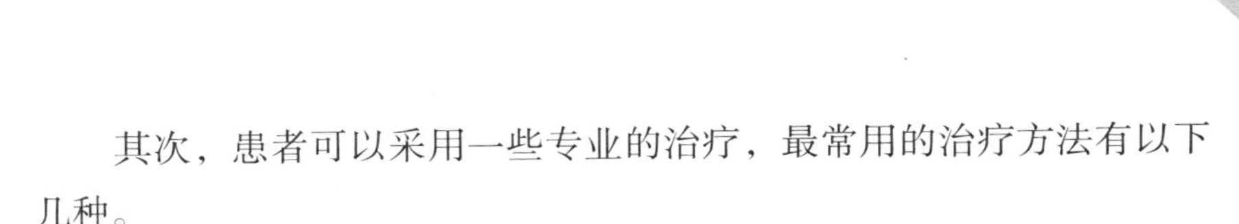

其次，患者可以采用一些专业的治疗，最常用的治疗方法有以下几种。

①渐进性放松训练：进行渐进性放松训练可以放松全身肌肉，消除紧张与焦虑，进入心情轻松的积极状态。可以从手部肌肉开始，按照头部、肩部、上肢、胸腹、臀、下肢、双脚的顺序，对各部位的肌肉进行先收缩后放松的练习，最终达到全身放松的目的。

②冥想：患者舒适地坐着，闭上眼睛，开始深呼吸或放松，想象自己已经完全健康了，看见了先前病灶的康复，功能完全正常，然后把这种感觉扩展到其他器官，感觉整个身体健康而变得非常有活力，最后回到有意识状态，慢慢地睁开眼睛。通过进行有效练习，可以不断增强良好预后的信念。建议患者每天做3次，每次10~15分钟。

③积极的心理支持：医生、护士及患者家属都要为患者创造一个良好、舒适的环境，以主动、热情及积极乐观的态度感染患者，无微不至地关怀和照料患者，消除患者及其家属的后顾之忧，从而有效满足患者的合理要求，或者帮助其建立与疾病作斗争的信心与勇气。

积极克服不良心理波动的肺结节患者可以更好地接受、配合医生进行治疗，积极乐观的心态可以支撑患者对健康的追求，也能使治疗效果更加显著。另外，在日常生活中也要时常鼓励患者与病魔作斗争，使其树立战胜病魔的信心。

61.如何对肺癌患者进行心理疏导？

对于肺癌的诊断结果，人们就像是面对地震、车祸等重大灾难一样，在短时间内承受了诸多的心理压力。对于医护人员及患者家属来讲，明确了解患者确诊前后的心理变化并对其进行心理疏导，可以帮助患者做好相应的心理准备，并积极进行治疗。那么，当人们被肺癌问题所困扰时，他们的心理状态是怎样的呢？下面就为大家详细介绍一下。

（1）确诊肺癌前的心理反应

绝大多数肺结节患者在单位或个人体检时就会发现肺部有结节，由于近年来人们对疾病敏感性的提升，很多肺结节患者最容易联想到的就是肺癌，因而过于焦虑和恐惧。在医生检查和确诊的过程中，患者会过度紧张于“是癌？不是癌？”的诊断结果中，这样会使患者时而恐惧，时而又抱有希望，长时间持续会使患者抑郁、焦虑，难以正常生活。

（2）确诊肺癌后的心理反应

肺癌，从字面意思来看常令人感觉非常严重。实际上，确诊癌症就是日常生活中的创伤性事件，对当事人会有强烈的冲击。当患者听到自己已确诊为肺癌的消息时，他们的心理反应大概会分为以下四个阶段：

①恐惧期：突然听到确诊消息时，患者会感到心慌和眩晕，有时候还会出现木僵状态，一部分患者无法感觉到自己强烈的情绪反应与情绪指向。这一阶段的主要情绪反应就是恐惧。

②怀疑期：当患者从强烈的心理震荡中恢复到平静状态时，就会怀疑医生诊断的准确性。这时，他很有可能会四处求医，希望能有一位医生否定自己患癌的诊断结果。如果不同医生在诊断措辞上有着细微的差别，就认为自己的病情可能还有一定的转机。从心理学角度进行分析发现，这是患者在借助否认机制来应对诊断结果所带来的焦虑和痛苦。处于怀疑期的患者会表现出不同程度的怀疑、震惊、坐立不安、失眠及烦躁等症状。

③沮丧期：不同医生的诊断结果都一致，患者确信自己患有肺癌，就极易出现暴怒的情况。此时的患者“看什么都不顺眼，听什么都觉得心烦”，有时候愤怒情绪还会使患者出现攻击性行为。愤怒之余，患者还会感到悲哀和沮丧，甚至还会产生轻生的念头。受到悲愤情绪的影响，患者的生活习惯、饮食习惯以及睡眠规律都有可能会被打乱，致使吃东西没滋味，睡觉也不安稳。

④适应期：最后，患者不得不接受患肺癌的事实，并且适应确诊肺癌后的生活，调整自己的情绪状态，逐渐变得平静。不过，大部分患者并不能恢复到患病前的心态，而且也极易长期处在一种忧郁或悲伤的状态，此种心态可能存在整个治疗过程中。

（3）肺癌患者的心理护理

①心理疏导：肺癌患者的心理格外脆弱，尤其是刚刚确诊时，患者及其家属都很难接受。入院时护士就要主动关心和安慰患者，并向其介绍病室的环境、主管医生、主管护士，消除患者的陌生感与紧张感，减轻患者对住院的恐惧心理。指导患者家属在精神上、生活上予以患者最大的支持，及时掌握患者的心理变化，积极采取各种方式做好肺癌患者的心理疏导。

②有效满足患者的心理需求：肺癌患者的许多需求都受到疾病的限制，进而也直接影响到了个人的情绪和行为，所以必须认真观察患者的需求，有效满足患者的各种需要。

（4）如何预防肺癌

①规律锻炼：a.锻炼可以增强患者的体质和抵抗力；b.身体运动可以使患者大脑活跃、心理健康；c.持之以恒的锻炼能使患者规律生活；d.锻炼可以获得人际交往，从中获得友谊及情感支持，使患者觉得不是在孤军奋战，而是与大家一起对抗肺癌。

②保持良好的心态：具备良好的心态是战胜病魔的第一步。因为保持良好的心态，可以积极拥抱生活接受治疗，并有助于患者快速恢复。

③合理的饮食结构：肺癌患者应均衡膳食，多摄入谷物类和蔬菜水果类的食物。吞咽困难者可以将蔬果榨汁食用；适量摄入动物源性食物，例如禽畜肉、水产品以及蛋类等食物，其中主要以白肉（比如禽肉和鱼肉）为佳；适量摄入奶制品和大豆坚果类食物。

④戒烟：烟草中含有的某些成分是导致肿瘤发生的重要病因，烟草当中含有超过60种的致癌物质。长期吸烟的肺癌患者必须尽早戒烟，不仅是戒一手烟，还需要注意二手烟。即便是吸烟者不在肺癌患者面前吸烟，烟草燃烧后产生的烟雾也会附着在环境中的衣物、墙壁以及家具上，这样就会对常待在这一环境的其他人造成健康危害。所以，为了肺癌患者的健康，需要家属创造无烟环境。

随着治疗的开始，绝大多数患者的负面情绪会在2周内逐渐减轻或减缓。在此期间，患者、患者家属和医护人员都要对肺癌患者的心理状态进行评估，如果患者的反应程度与强度超出了正常范围，就要及时进行干预。对于有自残、自杀或伤害他人倾向的患者，就要进行危机干预。另外，还可以请心理医生对肺癌患者进行专业的心理疏导。

第二章 乳腺结节

第一节 认识乳腺结节

1.乳腺的正常解剖结构是怎样的?

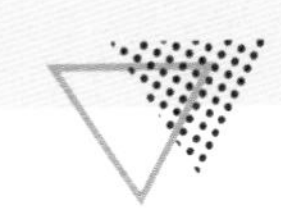

乳腺是乳房最重要的结构之一，每个乳腺被结缔组织分隔成15~20个乳腺叶，每个乳腺叶又分为若干个腺小叶，腺小叶是乳腺的基本单位。乳腺正常的生理功能有赖于复杂的神经系统和内分泌系统来调节。其中，分娩后的哺乳就主要由催乳素刺激乳汁分泌来完成。

乳房的疾病也多是由乳腺引起，其中乳腺癌已成为威胁人体健康的常见肿瘤。乳腺位于皮下浅筋膜的浅层与深层之间。浅筋膜伸向乳腺组织内形成条索状的纤维束，称为乳房悬韧带，一端连于胸肌筋膜，另一端连于皮肤，将乳腺腺体固定在胸部的皮下组织之中。

2.乳腺有什么作用？

乳腺最基本的生理功能就是分泌乳汁。乳腺的发育、成熟均是为哺乳活动做准备；分娩后在大量激素作用及婴儿的吮吸刺激下，乳房开始规律地产生并排出乳汁，以供新生儿成长发育。

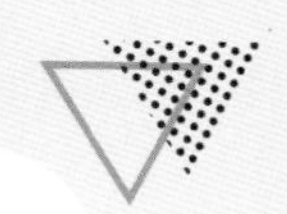

3.什么是乳腺结节？

乳腺结节是一大类通过彩超或者乳腺X线等影像学检查观察到的呈结节样生长的组织。医生会通过其形态特征和病理活检结果来判断结节的性质。绝大部分临床上发现的结节都是良性的，但有小部分乳腺结节可能是恶性的，如乳腺癌。通过乳腺癌筛查可以早发现、早诊断、早治疗。

4.什么是乳腺增生症？

乳腺增生症是由于内分泌激素代谢失衡，导致乳腺正常发育和退化过程失常的一种良性乳腺疾病。临床上主要表现为单侧或双侧乳房结节、乳房疼痛等，还有部分患者可能会出现乳头溢液。

5.什么是乳腺纤维腺瘤?

乳腺纤维腺瘤是发生于乳腺小叶内纤维组织和腺上皮的混合性肿瘤，是女性常见的乳腺良性肿瘤，多见于青春期至绝经期前的女性。体积小且无症状的乳腺纤维腺瘤通常不需要治疗，可每3~6个月进行1次超声和（或）乳腺X线检查，动态监测乳腺结节的状态，必要时行组织病理学评估即可。但部分乳腺纤维腺瘤位置表浅、体积较大、生长较快，或因疼痛不适给患者带来较大的心理压力，可进行相应地治疗。

6.乳腺纤维瘤和乳腺结节有什么区别?

乳腺相关疾病是女性较为关注的健康问题。有很多以往不常见的健康问题，现在开始陆续出现。这是因为科技和医疗水平在不断提高，以前不能被检测出来的健康问题，现在的技术手段都能检测出来，比如结节、增生、纤维瘤，还有一些严重疾病，在早期就能被发现。一些患者在检查出相关疾病问题以后，因为缺乏对相关疾病知识的了解，就会产生担忧，不管情况怎样，都会恐慌，不知道该如何去应对。就比如，乳腺纤维瘤和乳腺结节有什么区别呢?

纤维瘤多是皮肤问题，皮肤周围出现很多纤维化的良性肿瘤。纤维瘤与结节的共同点为多数情况都是良性，外观似黄豆，质地硬，无痛感，且会滑动。生活中只需多注意调理和养成良好生活习惯，那么纤维瘤对人体健康就不会有太大的影响，也不易发生坏的改变，无须去做相关措施干预。乳腺纤维瘤，边界清晰，形态部分规则，低回声区，多呈圆形、椭圆形或分叶状，边界清晰的等高或略高密度肿块影，周围见薄透亮影。

乳腺纤维瘤多数为良性肿瘤，好发于年轻女性，由乳腺腺上皮细胞和纤维细胞组成，如果腺上皮的成分大于纤维细胞的成分，则为乳腺腺纤维瘤。如果乳腺腺上皮细胞的成分小于纤维细胞的成分，则为乳腺纤维腺瘤。乳腺结节是一个广泛定义，泛指乳腺的包块、囊肿。乳腺纤维瘤和乳腺结节的区别在于乳腺纤维瘤为质地偏硬的状态，而乳腺结节质地通常偏柔软。乳腺纤维瘤属于良性肿瘤，而乳腺结节有恶变的情况。

7.如何判断乳腺结节是**良性**还是**恶性**呢？

乳腺结节是良性还是恶性呢？可以通过乳腺影像学报告来判断。

乳腺结节分为7个等级，一般情况下1~3级为良性。如果结节是4级以上就存在恶性风险，需要配合其他相关检查，如乳腺穿刺等。

（1）结节的良、恶性，还可以根据以下五点判断

①从乳腺结节的数量来看，如果是单侧单发，则需要多注意，咨询医生是否需要做其他检查，如果是多发结节则良性的概率较大。

②从边界看，如果边界光滑、轮廓清晰则多为良性，反之则恶性概率较大。

③从硬度来看，一般结节硬度越大恶性概率越大，如果触感比较硬，应及时就医。

④从增长速度看，如果增长速度快，则恶性概率大，恶性结节生长速度快，短时间变化比较明显，而良性结节一般增长较为缓慢。

⑤从乳头看，良性结节的乳头一般没有变化，如果乳头出现凹陷、溢出分泌物、橘皮改变、溃烂破皮则恶性概率较大。

（2）乳腺结节BI-RADS分级标准

BI-RADS的全称为Breast Imaging Reporting and Data System，是指美国放射学会的乳腺影像报告和数据系统，是临床上乳腺影像学诊断的分级评价标准。这样，不同的医生看到影像报告时，就有统一的标准可循。

临床上最常用的乳腺影像学检查主要有3种：乳腺超声、乳腺X线检查和乳腺增强MRI扫描。这3种检查在评估乳腺疾病的良、恶性时都会使用一套统一的判断标准，这就是BI-RADS分级。这种分级不仅是一个倾向性的印象诊断，还对后续的治疗和处理有一定的指导意义。但是因为每一个判读影像的医生都有自己的见解，所以该分级结果并不是影像学报告的强制性内容，不是所有医疗机构给出的影像学报告中都会有BI-RADS分级。

BI-RADS分级的标准也会经常调整，目前实行的BI-RADS分级标准是根据肿物的具体大小、肿物内是否有血流信号、肿物的边界是否光滑、肿物是否有钙化及同侧腋窝是否出现异常肿大的淋巴结进行分类的，分为0~6级共7个等级。作为非专业人士，建议大家大致了解如何解读BI-RADS分级结果。总的来说，级别越高，恶变概率就越大。

（1）0级——不完整的评估（不能有效评价病变或检查不满意）

建议：需要召回，结合其他检查后再评估。说明检查获得的信息可能不够完整。

（2）1级——阴性，定期随访

建议：阴性，无异常发现（组织显示正常、无结构紊乱、无肿块、无钙化），依年龄常规随访。

（3）2级——良性发现，定期随访

建议：考虑良性改变，建议定期随访（如每年一次）。

（4）3级——良性可能性大；恶性概率小于 2 %

建议：良性疾病可能，但需要缩短随访周期（如3~6个月一次）。

（5）4级——可疑恶性，需要进行组织学病理诊断

根据风险进一步细分为以下3类。

①4a级——低度可疑（恶性程度＞2%但≤10%）

建议：需要活检，如活检良性结果可以信赖，可以转为3~6个月随访。

②4b级——中度可疑（恶性程度＞10%但≤50%）

③4c级——高度可疑（恶性程度＞50%但≤95%）

（6）5级——高度可疑恶性（恶性概率＞95%)

建议：需要组织学病理诊断。

（7）6级——活检已经由病理证实为恶性病变

建议：需尽快入院治疗。

请注意，每个人的病情都不同，医生在决策时会参考多方面的因素，BI-RADS分级只是其中之一，不能机械地照搬。总之，如果觉得检查报告上的文字描述过于专业、晦涩难懂，不妨直接咨询医生。

当拿到乳腺影像学检查报告时，若医生建议还需进一步检查，一定要遵从医嘱并完善检查，不可掉以轻心。对于乳腺癌，我们一直强调早筛、早诊和早治。及时采取措施，后续的各种治疗也才会更加有效，费用也会大大节省。

学会看报告，可以避免不必要的恐慌情绪。当然，报告还是要给医生看，才能获得更专业的建议。

Tips:

如果乳腺专科已无号，而您不幸确诊了乳腺恶性肿瘤，或者检查显示您的乳腺病变分级为BI-RADS 4b级及以上（即怀疑乳腺恶性病变），可于工作日（星期一至星期五）8:00—16:00直接到四川大学华西医院门诊一楼A2区乳腺门诊医师助理站咨询。符合上述条件者可进入乳腺恶性肿瘤绿色就诊通道。

8.乳腺结节是由哪些因素导致的呢？

临床上，对于乳腺结节还没有一个确切的病因，目前多认为与内分泌失调及精神、环境因素有关。

（1）乳腺结节是由哪些因素导致的呢

①内分泌失调：黄体生成素分泌减少、雌激素相对增多是乳腺结节发病的重要原因。

②情绪等精神因素的影响：压力过大、精神紧张、情绪激动等不良精神因素容易导致乳腺结节的形成；经常熬夜、睡眠不足等也会造成乳腺结节的形成，而且这些不良因素还会加重已有的乳腺疾病症状。

③人为因素和生活方式因素：性生活失调、人工流产、不哺乳导致乳汁淤积等原因，会扰乱乳腺正常的、周期性的生理活动，饮酒和吸烟等不良生活习惯也会诱发乳腺疾病。穿戴过紧的文胸或塑身衣等会影响乳腺的血液循环，也会导致乳腺结节的出现。

④饮食结构不合理：高脂、高能量饮食如炸鸡等会导致脂肪摄入过多。随着人们饮食情况转好，患有高血压、糖尿病的人也很多，这些也容易导致内分泌失调，从而致使乳腺疾病。

⑤长期滥用含雌激素的保健品、避孕药。人体长期过量摄入外源性雌激素，将引起内分泌平衡失调，导致乳腺疾病的发生。

（2）女性如何预防乳腺结节的发生

①针对病因：科学、合理、规律、健康地生活，包括月经期、妊娠期、哺乳期、绝经期的正常生理健康的保护；不擅自使用含有雌激素的药物及滥用化妆品；合理饮食，多吃低脂肪的食物及新鲜蔬菜瓜果；保持愉快的心情、乐观向上的心态，不要过度焦虑和紧张。

②育龄女性每月对乳房进行自查自检，自我保健，发现各类肿块应及时去医院就诊，做到早诊断、早治疗。

③每半年到一年定期去做乳腺体检，在专科医生指导下进行彩超、钼靶等专项检查。

Tips:

1.乳腺检查应选在月经干净后的第3～5天，或从月经开始起的第9～11天进行。

2.具有乳腺癌家族史、肥胖等乳腺病变高危因素的人群，应定期进行乳腺检查。

9.妊娠期、哺乳期会患乳腺癌吗？

广大女性朋友们日益关注乳房的健康，对乳腺肿瘤的早发现、早诊断、早治疗尤为重视。

女性的一生一共有三个最重要的生理时期：月经来潮的青春期、育龄期和更年期。对于育龄期妇女来说，妊娠期和哺乳期乳腺癌是不得不聊的“特别话题”。

（1）什么是妊娠、哺乳期乳腺癌

妊娠期乳腺癌是指发生在妊娠期间的乳腺癌，哺乳期乳腺癌是指发生在妊娠结束后1年内哺乳期间发生的原发性乳腺癌，是一种特殊类型的乳腺癌，临床比较少见。由于哺乳期和妊娠期患者内分泌的变化及其对肿瘤产生的影响相似，常将两者统称为妊娠相关乳腺癌（PABC）。

妊娠期和哺乳期都可能会患乳腺癌，且由于其发生于女性特殊生理时期，诊疗过程需要兼顾患病母亲的疗效和胎儿的安全，故为临床处理的难点。据统计，我国妊娠期乳腺癌占全部乳腺癌的1.5%～8.2%，但近年来发病率有逐渐增加的趋势。

（2）那到底是什么原因导致妊娠期和哺乳期发生乳腺癌呢

乳腺癌发生于妊娠期或哺乳期者占全部乳腺癌0.75%～31%，妊娠期和哺乳期由于体内激素水平的改变，可能使肿瘤的生长加快，恶性程度增高。同时，妊娠期和哺乳期乳腺组织会生理性增大、充血，使肿瘤不易被早期发现，同时易于播散。

（3）孕前进行常规乳腺检查

妊娠期和哺乳期的女性乳房的生理变化，常常会使一些较小的肿瘤被忽略，导致患者在发现乳腺癌时往往病情已经发展至中晚期。因此，对于有生育计划的女性，无论是一胎，还是二胎，在怀孕之前建议做一个乳腺检查，了解乳房的基本情况，对自己的健康负责，也对未来的宝宝负责。

（4）发现异常及时就诊

一旦有异常体征，如无痛性肿块且逐渐增大、双侧乳房增大不对称、出现乳头溢血等情况要引起重视，及时到专科医院就诊。

也许大家会有疑问？医生开的乳腺X线检查不是会有辐射吗？那会影响胎儿吗？其实对于怀疑妊娠期乳腺癌时，最常用的辅助检查为乳腺超声（首选）和乳腺 X 线摄影检查。美国国家综合癌症网络（NCCN）指南指出，超声检查可用于评估肿瘤的浸润范围，并引导超声活检。针对大家非常关心的乳腺X线产生辐射问题，已有相关专业机构进行评估：美国放射学会评估乳腺X线摄影的辐射剂量对胎儿的影响为0.03 ~ 0.30 mGy，胸部X线检查的辐射剂量对胎儿的影响则小于0.03 mGy。因此，防护下的乳腺区域检查对于盆腔内胎儿是相对安全的。

（5）规范治疗是关键

一旦确诊乳腺癌，患者绝不可抱着侥幸心态，认为可以“拖”到分娩或哺乳期后再治疗。因为病情进展迅速，若不及时诊治，甚至可能会危及生命。

妊娠期和哺乳期乳腺癌患者的治疗应当尽量接近非妊娠期患者的治疗方式。但由于妊娠期乳腺癌的特殊性，治疗手段、治疗药物和治疗时期的选择需要乳腺内科、外科、妇产科等多学科联合，根据患者临床分期、肿瘤生物学特性和孕周综合考虑，并尊重患者意愿制订治疗方案。

妊娠期乳腺癌的手术治疗在整个妊娠期均可进行；放疗应在妊娠期间避免，对于妊娠期行保乳手术的患者放疗可在分娩后进行；化疗在妊娠早期禁止使用，妊娠中晚期相对安全；内分泌及靶向治疗应当推迟至分娩后进行。在分娩后，母亲如果需要接受手术、化疗、放疗、靶向或内分泌治疗，在此期间不建议母乳喂养。

（6）是否需要放弃妊娠

尚未有证据显示终止妊娠能改变乳腺癌患者的生存期，换句话说妊娠期乳腺癌的生育与生存并不冲突，但究竟需不需要终止妊娠要看患者自身意愿。

目前，并未发现乳腺癌本身会对胎儿造成伤害。由于妊娠早期是胎儿器官形成的时期，对于妊娠早期（前3个月）就被诊断为乳腺癌的患者来说，此阶段无论是应用化疗、内分泌治疗、靶向治疗或放疗都可能会对胎儿带来难以预估的风险，因此，医生通常会建议此时期的患者终止妊娠。

到了妊娠中后期，胎儿的器官已基本形成，先天畸形的发生率较低，可手术治疗的患者应积极行外科治疗，需进行术前化疗的患者可以选择致畸可能性较小的药物进行化疗来对抗肿瘤，产后再进行手术和后续的辅助治疗。

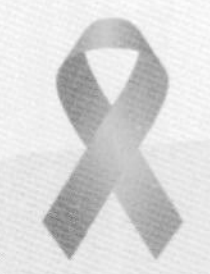

总之，妊娠期、哺乳期女性应多观察自身乳房情况，一旦有异常体征或摸到包块，应尽快到专科医院就诊。有研究显示，妊娠期乳腺癌与非妊娠期乳腺癌患者相比，预后并没有显著的差异。因此，如果妊娠期不幸地确诊乳腺癌，只要尽早遵医嘱进行治疗，大部分情况下，仍然可以在治疗的同时顺利分娩，并且取得与非妊娠期乳腺癌患者相近的治疗效果。

10.什么是非哺乳期乳腺炎？

女性乳腺疾病中，炎性疾病通常占比较大，其中包含大量急性感染性疾病和慢性炎性疾病。在急性感染性疾病中，最常见的是哺乳期乳腺炎，其发病率最高可至33%。哺乳期乳腺炎是哺乳期女性谈之色变的疾病。疾病发作时，乳房的红、肿、热、痛，反复的寒战高热，化脓后的穿刺或切开引流等，常被患者们形容“痛到怀疑人生”。

熬过了哺乳期乳腺炎，就可以高枕无忧了吗？

近年来，随着妊娠期和产褥期卫生知识的普及，哺乳期乳腺炎的发病率已呈下降趋势，而非哺乳期乳腺炎则呈上升趋势。有调查显示，非哺乳期乳腺炎占所有乳腺良性疾病的3%。那您是否了解非哺乳期乳腺炎呢？

（1）什么是非哺乳期乳腺炎

非哺乳期乳腺炎是一组发生在女性非哺乳期、病因不明、良性、非特异性的炎症性疾病，包括乳腺导管扩张症（MDE）、导管周围乳腺炎、肉芽肿性小叶乳腺炎。它能够在不同年龄阶段的成年女性中出现，但集中在青、中年女性群体中。不同于哺乳期乳腺炎的急性病程，非哺乳期乳腺炎表现为非周期性乳房痛、乳头凹陷、乳房肿块、乳腺脓肿、溃疡、窦道以及瘘管形成。虽然是一组良性疾病，但不同类型的非哺乳期乳腺类临床表现复杂多变，有时易与乳腺癌相混淆，诊断较为困难；且易反复发作，迁延不愈，严重者甚至导致全乳切除，严重影响患者身心健康。

（2）非哺乳期乳腺炎的致病因素

①先天因素：先天乳头内陷畸形。

②免疫因素：自体免疫力低下。

③泌乳因素：高催乳素血症。

④感染因素：棒状杆菌感染（导管厌氧菌感染或L型结核分枝杆菌感染）。

⑤药物因素：长期服用避孕药物或抗精神病药物。

⑥其他因素：外伤撞击、吸烟、哺乳障碍病史、陈旧性乳汁淤滞等。

（3）肉芽肿性小叶乳腺炎

近年来肉芽肿性小叶乳腺炎的发病率明显增加，下面我们就来谈谈肉芽肿性小叶乳腺炎。

①肉芽肿性小叶乳腺炎的典型临床表现：

肉芽肿性小叶乳腺炎患者的主要临床表现是先疼痛，紧接着（几天之内甚至是一夜之间）就会出现乳房肿块，乳房局部红、肿、热、痛症状加重，甚至有破溃流脓的症状，经久不愈，脓肿反复形成。

②肉芽肿性小叶乳腺炎的发病原因：

很多患者会问，为什么这种烦人的疾病会找上我？

肉芽肿性小叶乳腺炎的平均发病年龄为29岁，多发生于育龄经产妇女，未生育妇女一般不发病，除非长期服用利培酮类抗精神病药物或有高催乳素血症的患者。

肉芽肿性小叶乳腺炎病因和发病机理目前还不明确，但目前国内外多数专家认为它和自身免疫有关，在它的治疗过程中也通常需要使用激素抑制自身免疫来控制病情。它发病的可能因素也包括：哺乳障碍史、乳汁淤滞、外伤、利培酮类抗精神病药物或高催乳素和化学刺激溢乳引起Ⅳ型超敏反应等。

③肉芽肿性小叶乳腺炎的治疗方式：

肉芽肿性小叶乳腺炎可能会反复发生脓肿，因此治疗时间长，治疗手段多样，治疗效果也因人而异。确诊肉芽肿性小叶乳腺炎后建议积极干预，目的是缩短病程、减轻症状、减少破坏。

按照目前国内外关于肉芽肿性小叶乳腺炎诊治的文献，通常医生会建议患者先行口服类固醇激素治疗，定期随访复查。如果患处出现脓肿，需反复穿刺抽脓，待病灶缩小后，手术治疗切除病灶，降低复发风险。

很多专家主张对于乳腺炎脓肿采取穿刺抽脓的方式引流，而不是切开引流，因为切开后的伤口经久不愈，对乳房外观影响很大。

（4）治疗前需明确诊断

明确诊断这一点，对患者们来说是非常重要的。

有的非哺乳期乳腺炎发病比较急，常在乳房局部表现和超声等影像检查上与乳腺癌难以区分，有些很少见的恶性肿瘤，比如乳腺化生性癌，它的临床表现很像炎症，误诊率很高。

因此，在接受治疗前，患者一定要听取医嘱，进行穿刺后明确病理诊断，排除乳腺恶性肿瘤，以免耽误治疗。

Tips：

虽然非哺乳期乳腺炎是良性疾病，但由于其病因不清、病程漫长、易反复发作，对女性的健康影响特别大。因此，尽量做到早发现、早诊断、早治疗，从而改善预后。

产后5年内的非哺乳期女性（包括妊娠期），当出现不明原因的乳房明显疼痛，并在短时间内疼痛部位出现肿块，伴随局部红肿，彩超提示该区域异常回声，就要高度怀疑肉芽肿性小叶乳腺炎，建议寻求诊治非哺乳期乳腺炎经验丰富的医生的帮助，及早获得规范诊治。

11.乳腺疾病会遗传吗?

乳腺癌是中国女性最常见的恶性肿瘤。单侧乳腺癌患者的对侧乳腺癌同时或随后发生原发性乳腺癌病灶，即为双侧原发性乳腺癌，是多源癌的一种。乳腺癌家族史是女性乳腺癌的公认危险因素之一。据长时间随访发现，对于母亲没有乳腺癌病史的单侧乳腺癌患者，80岁之前患对侧乳腺癌的风险为17%～23%；对于母亲有单侧乳腺癌病史的患者，此风险为35%；在母亲有双侧原发性乳腺癌病史的患者中，31%的单侧乳腺癌患者终身伴随对侧乳腺癌风险。在单侧乳腺癌患者中，乳腺癌家族史是其发展为双侧原发性乳腺癌的危险因素，并且若亲属中有双侧原发性乳腺癌病史，此风险将进一步升高。当然，乳腺疾病对人体的最大危害莫过于心理上的伤害，因缺乏对此疾病的正确认识，产生了不良的心理因素，如过度紧张、忧虑悲伤等，都会造成神经衰弱，加重内分泌失调，促使乳腺疾病的进一步发展。

第二节

诊断与治疗

12.乳腺结节患者在门诊就诊时应该挂什么科?

乳腺结节是一大类通过彩超或X线等影像学检查观察到的呈结节样生长的组织。乳腺结节不一定都是癌症，绝大部分是良性的。另外，正常的乳房组织有时也会有肿物样感觉。医生通过乳腺结节的形态特征和病理结果来判断结节的性质，只有1%的结节最后被证实为癌症。发现乳腺结节应挂乳腺外科，如果就诊医院没有设立单独的乳腺外科，则可以挂普通外科，必要时可挂肿瘤科。

另外，可通过网络、亲朋好友、社区推荐，病友介绍，或根据自己的地理位置、经济状况、病情轻重等选择合适的、满意的医院。选择医院时还应考虑医院是否具备全部相关的科室（乳腺外科、乳腺内科、放射科、病理科等）和诊断治疗技术。一般推荐省级肿瘤医院、三级甲等综合医院、市级肿瘤专科医院。接着，可以通过医院官网、患者口碑、业内医生评价选择合适的医生。

13.有哪些疾病会出现乳腺结节？

大部分乳腺癌患者都存在乳腺结节，多种乳腺良性疾病如乳腺囊肿、乳腺囊性增生病、乳腺纤维腺瘤、乳腺结核等也以乳腺结节为主要特征。内分泌激素水平紊乱也可引起乳腺结节，如月经前可出现，月经后可减轻或消失。良性病变导致的乳腺结节可表现为边界清晰、活动性较好、生长速度较慢，部分可伴有压痛。对于边界不清、形态不规则、质地偏硬、活动度差，无明显痛感者，应警惕乳腺癌。

14.乳腺癌的危险信号有哪些？

乳腺癌是威胁女性健康常见的恶性肿瘤之一，有时候乳腺癌的某些特征是不易被察觉的，所以留心观察自己的乳房很重要。当乳房出现以下特征时应注意。

（1）乳房肿块，或者是触诊感觉乳房变厚。乳房肿块是乳腺肿瘤最常见的表现，大多为无痛性肿块，质地偏硬，且大部分长在乳房外上侧靠近腋窝处。

（2）乳头溢液（非母乳），溢液性状多为血性、浆液性或水样，可表现为单侧或双侧，单孔或多孔。其中单侧、单孔非乳汁样溢液与病理性改变的关系更大。

（3）两侧乳房大小、性状有所差异。

（4）乳房局部有肿胀感。

（5）一侧乳头凹陷。

（6）乳房皮肤呈橘皮样改变或出现“酒窝征”表现。

（7）乳头糜烂或湿疹样改变，可能为佩吉特病。

（8）腋窝淋巴结肿大，或者是锁骨上淋巴结肿大。

15.什么是乳头溢液？发现乳头溢液应该怎么办？

在非妊娠、哺乳期，挤捏乳头时有液体流出称为乳头溢液，是乳腺疾病的常见症状。乳腺溢液应从以下几个方面分析。

（1）单侧或双侧：双侧乳头溢液大多数为多孔溢液，多为全身性疾病所致，如垂体肿瘤、内分泌失调等，可由内分泌科专家行相关检查确诊。单侧乳头溢液多为乳腺本身病变，最常见的是导管内乳头状瘤、乳腺囊性增生病、乳腺导管扩张症等，少数是乳腺癌。

（2）溢液的性状：如溢液为乳汁样，且多为双乳头溢液，常见于垂体前叶功能亢进综合征、口服避孕药物后等。如乳液为浑浊脓性液，则见于乳腺炎、乳腺脓肿。如溢液稀薄如水状，为淡黄色，常见于导管内乳头状瘤、乳腺囊性增生病、乳腺癌。如溢液呈浓茶样、咖啡样，或颜色为鲜红色、棕褐色或暗红色均属血性溢液，多是导管内乳头状瘤或导管癌的早期症状。

（3）伴随症状：如伴有乳房灼热、肿胀、瘙痒，则可能为乳腺导管扩张症或浆细胞性乳腺炎。年龄在40岁以上者要警惕乳腺癌的可能。

16.发现乳腺结节需要做哪些检查？

（1）体格检查：医生会观察乳房的形状、大小等，触诊乳房是否有结节或其他异常，还会检查腋窝淋巴结是否肿大。

（2）乳腺超声检查：具有无创、无辐射、操作方便、安全、有效的特点，可准确反映结节的位置、大小、形态、边界、内部回声、血流信号等。适用于所有患者的乳腺检查及乳腺病灶的随访，对致密性乳腺比较敏感，甚至可发现2毫米大小的囊肿。但不能检查出小的钙化组织，细小钙化常是癌症的先兆，因此乳腺超声检查不能替代乳腺钼靶检查。

（3）乳腺钼靶检查：年龄大于40岁、没有乳腺癌家族史的女性，可每2年行1次钼靶检查；若是有乳腺癌高危风险因素的女性应从35岁起每年进行1次钼靶检查。

（4）乳腺磁共振成像（MRI）检查：是在外加磁场的作用下，人体细胞经射频的脉冲冲激后释放能量，经计算机重建获得断层图像，以发现体内组织的异常。MRI更多用于进一步评估乳腺超声和钼靶检查中的可疑区域、确定肿块范围等，其分辨率高，安全，无电离辐射，对致密性乳腺和置入假体后的乳腺肿瘤检出率高，但对钙化不敏感，且费用高。

（5）活体组织检查：取得组织后固定染色，在显微镜下进行的病理诊断。

17.乳腺结节的治疗方法有哪些？

判断乳腺结节是否需要治疗，并不只是看它的大小就可以，而需要看它的分级。BI-RADS分级为3级者，一般只需观察，定期复查；4a级者，建议密切观察或进行穿刺活检后，再评估下一步处理的方式；4b级或更高级别者，需要穿刺或手术治疗。

18.乳腺结节在超声引导下微创旋切手术的适应证和禁忌证有哪些？

在乳腺外科门诊，常常有患者问：“医生，我的乳腺结节能不能做微创呢？”“医生，为什么她的结节能做微创，我的就要做开刀手术呢？”

这次我们就来聊一聊，什么是我们常说的乳腺微创手术，什么样的情况适合做（适应证），什么情况不适合做（禁忌证），让大家做到心中有数。

我们常说的乳腺结节微创手术是指真空辅助乳腺活检（VABB），是影像学（最常用的是彩超，也有X线和MRI）引导的乳腺活检系统，由真空泵和旋切刀两部分组成。旋切刀通常采用中空管腔设计，带有的凹槽通过负压吸住待切除的病灶并完成旋转切割过程，通过标本运送系统将切取的标本运至体外。

我们最常用的是在超声引导下完成的微创手术，并且，大多数情况下可以在局部麻醉下进行。它之所以叫微创，是因为皮肤切口仅有5毫米甚至更小，只需要达到旋切刀的宽度就可以。因为整个过程是在彩超引导下实时动态监控的，所以它定位准确、操作便利，可达到临床诊断和治疗的双重目的，具有良好的美观效果，已经成为乳腺科常用的操作技术。

既然，微创旋切手术有这么多优点，为什么不是所有的乳腺结节患者都做微创手术呢？这就要提到它的适应证了。

《超声引导下真空辅助乳腺活检手术专家共识及操作指南（2017版）》推荐的适应证有：a.超声可见的乳腺可疑病灶活检；b.有手术指征的乳房良性病灶（病变最大径≤3厘米）切除；c.新辅助治疗后的疗效判定。

中华医学会乳腺外科学会制定的2021版的《超声引导下真空辅助乳腺活检临床实践指南》推荐的适应证有：a.超声诊断BI-RADS分级≥4级的病灶，尤其是小病灶（最大径小于1.0厘米）；b.有手术指征的BI-RADS 3级病变。对于BI-RADS 3级≤2.0厘米的病灶，VABB的完整切除率接近100%，而对于大于2.0厘米的病灶，残存病灶概率与肿瘤大小呈正相关，也就是说病灶越大，病灶残留的概率越高。

临床工作中，医生会综合上述两个指南的适应证，结合患者的实际情况，做出是否选择微创旋切手术的决策。

了解了适应证，也要了解微创旋切术的禁忌证，也就是哪些情况不适合做超声引导下微创旋切手术。

上述两个指南明确规定，有以下情况者属于绝对禁忌证：a.有出血倾向、凝血机制障碍等；b.合并严重的心脑血管、肝脏、肾脏等原发性疾病，难以耐受手术；c.加压包扎困难。

另外，还有一些相对禁忌证：如为靠近乳头乳晕区皮肤的病灶及临近乳房假体的病灶，真空辅助乳腺活检易引起皮肤及假体副损伤；伴有粗大钙化的病灶易引起旋切刀损伤。对于上述情况，医生会根据患者具体情况决定是否进行微创旋切手术。

最后，随着X线及MRI引导下的微创旋切活检设备的逐步推广，未来，对于仅在X线或MRI下可见的可疑病灶活检，也可以使用真空辅助乳腺微创旋切手术进行活检了。

19.如何达到乳腺钙化灶的精准诊治?

乳腺X线检查是重要的乳腺癌筛查手段，约有1/3的乳腺癌X线检查可见病灶表现为微钙化灶。乳腺微钙化灶也可能是早期乳腺癌的唯一表现。

我们要知道，在BI-RADS 4a级的微钙化灶中，病理检查为恶性的可能性为2%～10%。2022年版的《中国抗癌协会乳腺癌诊治指南与规范（精要版）》指出，对于BI-RADS 4级的钙化灶应进行活检。

乳腺微钙化灶通常临床查体无法扪及，乳腺彩超无法查见异常，仅仅在乳腺X线检查下发现，那么常规的开放手术活检或彩超引导下的微创旋切手术活检，就无法准确采集到微钙化灶了，特别是对范围很小的钙化灶更是无从下手。

针对这样的情况，国外就有人发明了在乳腺X线引导下的粗针穿刺活检或微创旋切活检的设备。这套设备通过 ± 15° 拍摄乳房X线片，将传统的二维平面画面转化成三维立体坐标，通过计算机计算出进针的位置、深度，医生通过操作空芯针和旋切针采集到相应的微钙化灶组织标本，进行病理活检，乳房上仅留有一个穿刺针眼或3 ~ 5厘米切口。

但是，这套设备价格昂贵，目前医院普遍使用的传统乳腺X线机无法兼容，所以在我国尚未普及，那我们如何精准捕捉到这些微钙化灶呢?

别急，智慧的医生们想了各种方法。比如，利用乳腺X线检查时的2个体位摄片（尾位和内外侧位），在上面标记病灶、乳头、皮肤、乳房后间隙的位置，通过测量它们之间的距离，从而找到病灶在乳房体表的投影，做好体表标记。手术中将投影区域的腺体组织切除。术中对切除的组织复核X线片，确认是否完整切除病灶，做好标记后，送病理检查。

但是，这种方法对医生定位的精准性和手术中的操作要求较高。因为乳腺钼靶X线片是将立体的乳房压平进行拍摄的，而手术操作的乳房是正常状态，所以，病灶位置可能会有偏移，出现漏切的情况。通常，为了避免漏切，医生需要切除更大范围的腺体组织，这样又可能对乳房外观造成影响。

那么，如何在切除更少组织的同时，还能解决漏切的问题呢？乳腺科医生会利用金属导丝钩针进行定位。具体做法就是，手术当天或前一天，患者取站立位或坐位，用带有刻度的压板压迫其乳房摄片，标记确定穿刺部位，消毒后局部麻醉。然后将一次性单钩或双钩金属导丝穿至病灶所在位置。松开压迫板，旋转 90° 后再次摄片，确定病灶位于金属导丝周围［图5（a）］，固定好导丝后，退出针鞘。减去多余外露导丝保留适当长度，妥善包扎固定，将患者送至手术室。手术中，医生在金属导丝引导下，将病灶及其周围0.5 ~ 1.0厘米的腺体切除。切除标本再次经乳腺 X 线检查［图5（b）］，明确钙化灶在切除标本内及距离各切缘的距离。做好标记后，送病理检查。

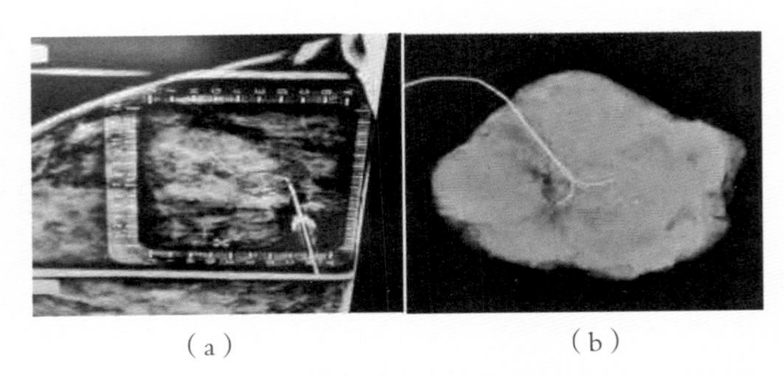

（a）　　　　　　　　（b）

图5 金属导丝钩针定位

（a）是术前使用镂空刻度压板定位时的摄片，红色圆圈标记为钙化灶，旁边为定位钩针；（b）是术中切除的标本摄片，钙化灶在钩针旁被完整切除）。

上述方法确实可以做到精准地切除病灶，解决了漏切的问题，但因为采用的依然是开放手术，对于切除小范围的微钙化灶（如小于1厘米）却需要在乳晕或乳房上留一道长3～5厘米的切口。医生们对此种方案还是不满意，切口能不能再小一点呢?

于是，有医生尝试，在钩针定位钙化灶位置后，选用超声引导下的真空辅助微创旋切系统，根据术前对病灶范围的测量，将钩针周围的腺体旋切，将旋切组织送术中乳腺 X 线检查，明确钙化灶在切除标本内（图6），做好标记后，送病理检查。

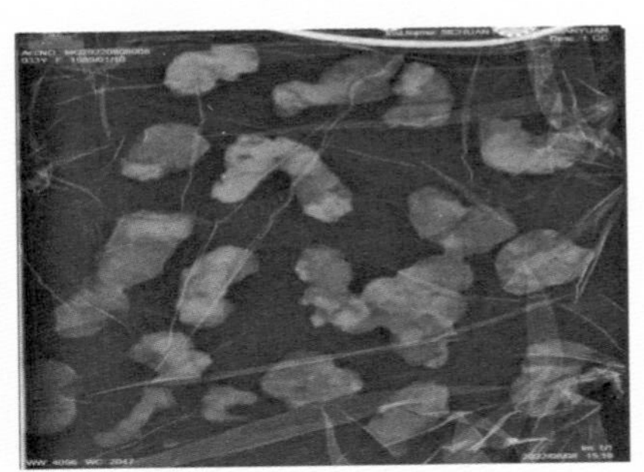

图6 旋切组织X线检查

对微创旋切标本行X线检查，发现钙化灶被精准切除。

这些就是医生们为了精准切除钙化灶，减少乳房创伤，保留乳房外观所做的努力。当然，上述方法并不是人人都适用，医生需要针对不同的情况，结合患者病情、医院现有的条件及技术，选择合适的诊治方式。

20.哺乳期积乳囊肿需要手术吗？

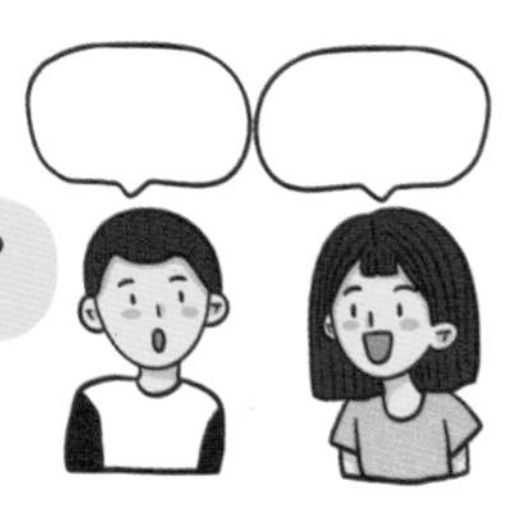

积乳囊肿是什么？哺乳期发现积乳囊肿需要做手术吗？哺乳期间需要注意哪些问题？哺乳期结束后积乳囊肿会消失吗？如果没有消失，需要做手术吗？下面为大家一一解答。

囊肿虽然是医学专业词汇，但大家应该并不陌生，因为它很常见，可能出现在人体多个器官里。比如，出现在卵巢，就叫卵巢囊肿；出现在肝脏，就叫肝囊肿；出现在肾脏，就叫作肾囊肿；出现在乳腺，就是乳腺囊肿。

大家可以把囊肿理解为一个“泡儿”。这个“泡儿”里通常是一些淡黄色清亮的组织液，偶尔也会是其他液体，比如积乳囊肿，顾名思义，就是“积了乳汁的泡儿”，通常由末梢乳腺导管阻塞引起。

因为积乳囊肿的形成和乳房泌乳有关，所以它在女性妊娠期、哺乳期或停乳期间都可能出现。通常，大于1.5厘米的积乳囊肿体表可以扪及，它就是在乳房上可扪及的圆形的、边界清楚的、活动的包块，按压无疼痛感，表面也不红不肿。积乳囊肿的大小从零点几厘米到十几厘米不等。

既然积乳囊肿就是“乳汁泡儿”，是一包淤堵着从乳头排不出来的乳汁，并不影响其他地方的乳汁排出，那么在哺乳期间也就无须手术治疗。如果乳腺彩超及临床查体检查考虑积乳囊肿，且无感染表现，不考虑化脓或恶性肿瘤，我们的策略就是“它不惹你，你不惹它”，带着它安心哺乳。

只有当积乳囊肿对母亲造成困扰时（如反复感染化脓）才有必要进行反复穿刺抽吸或手术切除。或者彩超发现积乳囊肿内有可疑低回声团，又不排除肿瘤时，可以行空芯针穿刺活检，明确诊断。

等到哺乳期结束，乳腺小叶系统中的一些小的腺体和导管逐渐退化萎缩，乳房会停止产出乳汁，此时，绝大部分积乳囊肿都会被身体吸收，只有个别积乳囊肿随着时间的推移仅有部分液体被吸收，囊肿内容物变得更加浓稠、更趋于乳脂状或油性。随着囊肿内容物的变化，相应的乳腺超声描述也从最初的“无回声”“囊性回声”，变成“混合回声”或“低弱回声”等。如果停止哺乳1年后仍无法完全吸收，就会形成一个实性包块或结节。

因为单纯的积乳囊肿并不会增加未来患乳腺癌的风险，所以对于诊断明确的积乳囊肿，可以定期随访复查。但如果是复杂囊肿，或者囊实混合性囊肿，或随访期间发生异常改变的，建议及时活检，明确诊断，以免漏诊一些特殊类型的恶性肿瘤。

21.哺乳期出现的乳腺脓肿都要开刀做手术吗？

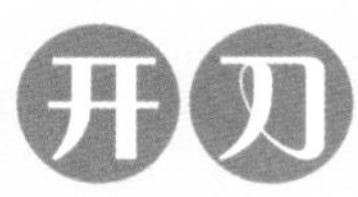

哺乳期乳腺炎是每位哺乳期妈妈都谈之色变的疾病。尤其是听说得了哺乳期乳腺脓肿，需要把乳房切开引流，还要填塞纱条，每天换药，更是心生恐惧。

部分患者因此讳疾忌医，自己或找人反复按摩乳房硬结，试图将其揉散，没想到却越来越严重，最终错失了微创治疗脓肿的最佳时机，甚至被迫中止母乳喂养。

那么，得了哺乳期乳腺脓肿，真的只有开刀引流这一种方法吗？

其实，随着母乳喂养的重要性逐渐深入人心、医学技术的进步、乳腺超声的普及，在乳房微创与功能保护理念的指导下，越来越多的乳腺科医生认同并掌握了彩超引导下的脓肿穿刺引流术或置管冲洗引流术这一消除乳腺脓肿的微创手术。

2020年版《中国哺乳期乳腺炎诊治指南》中提到，哺乳期乳腺脓肿的处理：一线方案是超声引导下脓肿穿刺引流术，二线方案是小切口置管冲洗引流术，三线方案是乳腺脓肿切开引流术；对于中央区乳腺脓肿的处理首选穿刺治疗，发现治疗效果不佳应尽早改为手术治疗（首选小切口置管冲洗引流术），以免延误治疗。

大多数情况下，超声引导下的穿刺引流可以代替外科切开引流成功治愈乳腺脓肿，目前已成为哺乳期乳腺脓肿的首选治疗方案。穿刺失败的风险因素包括脓腔＞3厘米、脓液量较大、病史较长。以局部炎性症状消失，超声检查无明显液性暗区为治愈标准。

小切口置管冲洗引流术适应证包括：脓腔＞3厘米；脓腔内坏死组织多，脓液黏稠、分隔，穿刺冲洗困难者；穿刺引流后感染症状不能有效控制者；病变位于中央区，感染症状严重者；不能忍受多次穿刺和冲洗治疗者。引流液≤20毫升，且引流液内无坏死组织或为纯乳汁时，可拔除引流管，换药处理。

乳腺脓肿切开引流术引流彻底，显效较快，但是愈合后往往留下明显的瘢痕，影响乳房外观；术中难免切断乳腺导管导致乳瘘；术后需要频繁更换引流条，切口愈合时间长，导致哺乳期患者因无法忍受痛苦而终止母乳喂养。其为脓肿已破溃或穿刺引流术及置管引流术失败后选择的方案，目前已不首推该治疗方法。

从指南的推荐中我们不难看出，对于大多数哺乳期乳腺脓肿，都无须开刀引流，但是，还有一小部分脓肿还是得行开刀引流。为了避免陷入开刀引流的境地，一定要重视脓肿的早期诊断，不要盲目按摩通乳，以免延误病情。

22.乳腺超声检查报告中出现哪种情况需要看医生？

乳腺超声检查报告一般有3种情况：

第一种情况——高回声结节：一般为良性的脂肪瘤，观察随访即可。

第二种情况——无回声结节：一般为乳腺囊肿，观察随访即可。

第三种情况——低回声结节：一般为实性肿块，大家就需要重视了，抓紧时间去专科就诊。

超声报告中出现的低回声结节、边界不清、毛刺、成角、形态不规则、肿块内血流信号丰富等描述，都是需要警惕的信号了。

乳腺彩超显示低回声结节在临床中经常会见到。通常在超声的显影下，由于囊性或者水性物质的密度较低、穿透性较强，可以出现低密度结节；如果局部结节是实质性，局部就会显影高密度亮影，这就是两者的不同。虽然乳腺高回声结节中乳腺癌的概率明显低于乳腺低回声结节，但乳腺结节高回声和低回声不是良、恶性的判断标准，需要结合其他因素。

乳腺彩超出现低回声结节该怎么办？

①可能是良性病变：多表现为内部均匀或较均匀的低回声，与周围组织界限清晰。可暂时观察并定期到医院复查，若出现明显疼痛、增大，可考虑手术治疗。

②可能是恶性病变：内部呈不均匀低回声，与周围组织界限不清晰。可能是乳腺癌，需尽快行手术切除。

哪些因素可以帮助判断囊肿的良、恶性呢？

①乳腺结节的边界：乳腺结节的边界清晰光整，呈椭圆形和圆形是良性结节的特征；结节边界不清晰光整，如模糊、微小分叶，毛刺等，多见于恶性结节。

②乳腺结节边缘：乳腺结节边缘出现像螃蟹腿样的毛刺，是较常见的一种恶性征象。

③乳腺结节形态不规则：乳腺结节形态规则一般是指结节圆形、光滑、边界清楚等描述；形态不规则指结节呈毛刺状、簇状、边界不清，此时不能排除恶性，建议穿刺或者直接手术切除。

④乳腺结节内血流信号：血流信号属于超声检查的描述，可作为疾病诊断的指标之一。如果检查结果提示结节内有血流信号，代表有血液供应，如果血流的信号比较弱则是指血液供应量比较少，不必太过担心；如果血流信号比较丰富，则说明血液供应量比较多，可能提示存在恶性肿瘤，需要引起重视。

23.哺乳期的乳腺超声报告解读有什么"玄机"？

乳腺超声是乳房最常见的影像学检查手段之一，相较其他检查方法，具有无辐射、快速、价格低廉、便捷等特点，是乳腺肿瘤快速筛查的有效手段。

为什么要单独对哺乳期乳腺超声进行解读呢？因为，在哺乳期这个特殊时期，相比于非哺乳期的乳腺常见的良、恶性肿瘤，还多了乳汁淤积、乳管堵塞、积乳囊肿、急性乳腺炎、乳腺脓肿等一些复杂情况，需要超声科医生及乳腺专科医生结合患者的病史、临床症状体征和超声描述综合分析，才能做出准确判断，以免误诊、漏诊。

为了方便大家理解，我们先简单回顾一下超声检查的原理。超声检查，又称为超声成像或者超声波扫描术，是应用高频（超）声波的反射脉冲对软组织、软骨、骨表面以及含液体结构进行评估的一种成像模式。

超声仪器将我们人耳无法听到的声波，转化为电信号，再转化为图像信息，通过图像颜色的亮度来区分不同密度组织。超声波在穿透人体，遇到不同密度的组织时，会产生不同的反射波。比如说骨骼密度高，声波大部分都被反射回来（高回声）。液体密度极低，声波就能穿透且反射回来得很少（无回声）。有些肿瘤或水肿组织密度高于液体但低于骨骼，声波能反射回来但相对较少（低回声）。

了解了这些基础知识后，我们再看看哺乳期常见乳房疾病的超声报告。一张标准的乳腺超声报告由基本信息、超声图像、超声描述、BI-RADS 分级组成，有些超声科医生会根据经验，加入超声诊断，如纤维腺瘤、囊肿、炎性改变、脓肿等，辅助医生结合临床做出正确决策。

接下来，我们就哺乳期乳腺超声常见的异常影像做一简单介绍，但大家切不可对号入座、自我诊断，仅需了解什么样的情况下需要求助医生，以得到及时正确的处理，解除病痛。

（1）积乳囊肿

哺乳期发现乳房内单发或者多发囊性无回声，且对应部位没有红、肿、热、痛等炎性反应，一般考虑“积乳囊肿”，这是由于乳腺导管局部堵塞，囊壁因乳汁淤积造成局部包裹形成囊肿，一般是无法通过乳腺导管排出，绝大部分在哺乳期结束后就自行吸收了。在超声表现下可分为清亮型和浑浊型。前者与一般的囊肿类似，后方回声增强，内部为无回声，无血流信号；后者内部有细弱点状回声，震动或改变体位后可见点状流动，血流显像可显示因相对运动而形成的血流伪像，较大肿块有时可见脂液分层征象。

当哺乳期的乳房局部出现疼痛，伴（或不伴）乳房肿块，伴（或不伴）畏寒、发热，甚至寒战，伴（或不伴）全身乏力、酸痛，类似于感冒的症状时，如果彩超发现疼痛区域边界不清、形态不规则、内部回声不均匀，但加压后未见流动样改变时，大概率考虑炎性水肿形成。这种情况类似于牙龈发炎脸肿了，可先经过抗感染治疗，观察上述改变是会被吸收，还是会进一步液化成脓。此时，切不可以为是堵奶而反复按摩刺激，否则可能加重感染。如果是单纯炎性水肿通常会恢复正常，只有少数会在治疗过程中局部化脓。

哺乳期积乳囊肿的患者在治疗后期，常常会问：“医生，我这就可以出院了吗？我原先的地方还是有一个硬块，只是现在不像之前那么红肿，也不疼痛了，穿刺也没有那么多脓了，但是那个硬块怎么办？”。这时候的乳腺彩超多提示不均质低回声改变，没有明显的液性暗区（提示有液体）。对它正确的处理就是“冷处理”，密切观察，等待它自行吸收。这个时候“时间就是良药”。绝大部分囊肿会在1～3个月自行吸收，极少数会复发。

（2）乳腺脓肿

当哺乳期的乳房局部出现肿块伴疼痛，而且经过冷敷、勤喂、轻柔按摩等保持排乳通畅的行为后，48~72小时仍无法缩小，就应该及时就医，行乳腺超声检查。如果超声发现疼痛区域有低回声团块，其边界不清楚，加压后呈流动样，或不规则液性暗区并见絮状回声，则有可能为脓肿。

脓肿是急性感染过程中，组织、器官或体腔内，因病变组织坏死、液化而出现的局限性脓液积聚，其四周有一个完整的脓壁。它是炎症局限的表现，所以，全身症状不重，可能仅有一过性的发热。

脓肿典型的体征是局部红、肿、热、痛，可扪及波动感（类似于摸装了水的热水袋），甚至会自行破溃，但这只在浅表的脓肿上可以看到，对于乳房深部的脓肿，乳房表面往往看不出红肿，甚至疼痛感都要轻些。

所以千万不要非得等到症状典型了，才认为是哺乳期乳腺脓肿，必要时做一次超声引导下诊断性的穿刺抽吸，明确诊断。

（3）乳腺良、恶性肿瘤

除了上述情况以外，乳腺超声最重要的价值就是在鉴别良、恶性肿瘤。这部分内容在本书“乳腺结节是良性疾病还是恶性疾病呢？”一节中已经详细阐释，在此就不赘述。但是要提醒大家一点，如果在妊娠期或哺乳期，发现乳房内出现无痛性、进行性长大的肿块，一定要警惕妊娠哺乳期乳腺癌。

总结一下，我们对于哺乳期乳腺超声的解读，不仅要看超声科医生的描述和BI-RADS 分级，更重要的是需要结合发病时间、临床症状及体征等维度的信息综合分析，才能得出正确的结论，及时干预和治疗。

24.什么是乳腺钼靶检查？乳腺钼靶检查报告出现哪些情况需要看医生？

（1）什么是乳腺钼靶检查

大家常提及的乳腺钼靶检查就是乳腺钼靶X线检查，该检查利用一种先进的钼靶X线机，通过X线穿过乳腺及其周围组织，X线会因为组织的特性而发生衰减，之后被吸收，然后被记录在设备上形成影像；通过处理和分析这些影像，做出诊断，是乳腺筛查中的主要影像检查手段之一。常规的乳腺钼靶X线检查包括两个位置的摄片，头足轴位（CC位）和内外侧斜位（MLO位），通过这两种标准位置摄片，可以保证乳腺相对活动的下部以及相对固定的上部和内侧充分成像。当然必要时也有一些特殊的方位摄片，比如乳沟位等。

乳腺钼靶检查（图7）分为筛查性检查和诊断性筛查，能发现<5毫米的结节，诊断符合率高达90%。研究发现，乳腺钼靶检查不仅可降低乳腺癌死亡风险，还可促进早期治疗。20世纪80年代以来，乳腺癌死亡率急剧下降，下降原因包括通过筛查能更早检出乳腺癌，以及乳腺癌治疗技术的提高。40岁以下的女性乳腺癌发生率较低，之后随年龄增长而上升。钼靶X线的敏感性和特异性也取决于个体年龄，年长女性高于年轻女性。一项回顾性研究纳入了73 335份来自35～39岁女性的首次乳腺钼靶检查，发现阳性预测值仅为1.3%。对于40～49岁的女性，欧洲筛查指南推荐在45岁时开始筛查。如果40~49岁的女性决定开始定期乳腺筛查，我们通常建议每2年进行1次钼靶检查。

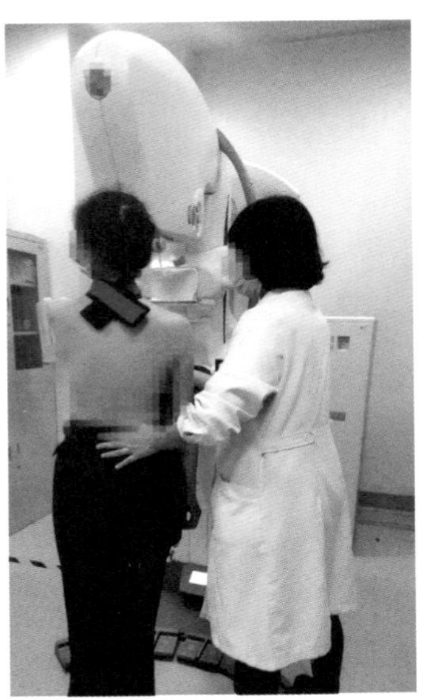

图7 乳腺钼靶检查

乳腺钼靶检查作为首选乳腺筛查方式，在各种筛查乳腺癌的影像学方法中是研究得最充分，也是经多项随机试验证实可降低乳腺癌死亡率的唯一方法。但要注意，该技术仍会漏诊多达20%的乳腺癌。钼靶X线的敏感性与乳腺密度呈负相关，对于致密型乳腺女性，有条件时首选数字钼靶或数字乳腺断层合成技术，因为这两种技术敏感性更高。

（2）乳腺钼靶检查的主要目的是什么

乳腺钼靶检查主要目的是评价在乳腺钼靶筛查中偶然发现而没有临床症状的病灶，其具体作用如下：①明确病灶是否存在，或仅仅是由正常结构重叠所致；②观察肿块的边缘以判断其倾向于良性或恶性，决定是否需要进行活检；③观察肿块的形态及钙化的分布来决定是否需要进行活检。

（3）乳腺钼靶检查的意义是什么

有经验的放射科医生在阅读乳腺钼靶X线片时会结合患者临床表现，来分析判断乳腺有无问题、有无影像学能反映出来的病灶，从而根据病灶的影像学特征进行进一步的定性分析。钼靶X线机所摄取的影像，使乳腺的一些细微结构和小病灶能在照片上清晰显示。乳腺钼靶检查已成为现今诊断乳腺病变最有效、最可靠的手段之一，在国外，这一技术已成为乳腺检查的常规项目。乳房钼靶X线摄影具有以下几方面独特的价值：

①可作为一种相对无创性的检查方法，能比较全面而正确地反映出整个乳房的大体解剖结构。

②可以比较可靠地鉴别出乳腺的良性病变和恶性肿瘤。

③可以比较早期地发现和诊断出乳腺癌，有时甚至能够检查出临床上未能触到的所谓“隐匿性乳腺癌”和早期的原位癌。

④可发现某些癌前期病变，并可以进行随访摄片观察。

⑤对乳腺癌患者进行放疗、化疗后的病变情况进行随访检查，可观察疗效，并对健侧乳房进行定期监测。

由于乳房钼靶检查对乳腺疾病具有较高的诊断价值，特别是在鉴别良、恶性病变及早期乳腺癌诊断方面具有明显优势，所以临床常将其作为除临床体检之外首选的影像学诊断方法之一。

（4）乳腺钼靶检查的适应证有哪些

①乳腺肿瘤的普查（年龄大于40岁的妇女）。

②有高危乳腺癌因素或家族史者。

③单侧或双侧乳房内有性质不明的肿块。

④乳头溢液伴或不伴肿块者。

⑤乳腺增生症治疗无效怀疑恶变者。

⑥单侧或双侧腋下淋巴结肿大且性质不明者。

⑦乳腺癌患者常规进行健侧乳房摄片检查。

⑧乳腺未扪及肿块，但临床怀疑有乳腺癌可能者。

钼靶X线对乳腺整体敏感性强，可以有效提高乳腺癌发现率，降低误诊、漏诊的概率，在国外已成为乳腺癌的普查手段之一。其最大优点在于检查时，被检查者接受的辐射剂量较低，操作简便，适用于普查，因此，钼靶检查成为目前世界上公认的检查早期乳腺癌较为有效的方法。

但乳腺钼靶检查不是任何年龄段的女性都需要做的检查，临床医生会根据患者年龄、临床查体、超声检查等信息，决定患者是否需要做乳腺X线检查，然后综合分析，做出相应的临床诊疗决策。

（5）乳腺钼靶检查报告的异常情况有哪些

约有10%的女性乳腺钼靶筛查结果显示异常，需要做进一步检查。需要进一步检查的情况包括：乳腺组织内钙沉积（钙化灶）、肿块、组织扭曲、仅有一侧乳房出现高密度区域。乳腺癌性肿块性状常不规则，边缘有毛刺，密度较周围腺体高。

临床上，乳房钙化灶较常见。和那些至少发现一侧有乳房钙化灶，微小的、不规则的沉积成为微小钙化点，可能与癌症相关。较大的、粗糙的沉积成为巨大钙化灶。如果外形可疑，建议做诊断性乳腺钼靶检查，提供放大的图像以发现可疑区域。如果进一步检查外形仍可疑，建议做活检。

(6)乳腺钼靶检查可怕吗

由于乳腺钼靶检查通常会把乳房压扁，进行两个体位的透视，因此，在挤压乳房时可能会产生疼痛感。一些女性因为恐惧疼痛，或因担心辐射会危害健康，从而选择放弃钼靶检查，这是非常不明智的。

为了获得质量良好的影像，在进行乳腺钼靶检查时必须对乳房进行充分的压迫，充分的压迫会增加影像的对比度、减少乳腺所接受的辐射剂量、使乳腺厚度均一、减少乳房运动模糊并最小化组织的重叠，从而提高诊断质量。压迫引起患者疼痛的时间是非常短的，通常不超过一分钟。

因此，当我们充分权衡利弊后，应努力克服检查时造成的短暂不适和心理压力，千万不要"因小失大"。有研究表明，由患者自己控制乳腺压迫的程度可使疼痛感显著减轻，同时图片质量也有保障。

25.哪些患者需要做乳腺磁共振成像检查?

乳腺检查的方式一般有乳腺彩超、乳腺X线检查、乳腺CT检查及乳腺磁共振成像（MRI）检查等方法。常见的乳腺疾病都是通过乳腺彩超和钼靶扫描来诊断，但也还是经常会遇到一些患者，在进行乳腺疾病筛查时主动提出希望直接做乳腺MRI检查，因为她们认为MRI更贵一些，贵的一定要更好些。其实不然，检查并非越贵越好，适合自己的才是最好的。

超声检查能清楚地显示乳房各层组织及其内部肿块的形态、内部结构、相邻组织的改变及血流等情况，对乳腺疾病的诊断价值已得到广泛肯定，是诊断乳腺癌的主要方法之一。

其实对于普通健康人群，医生会根据个体情况首先推荐乳腺超声和（或）乳腺X线检查，而MRI检查则通常作为乳腺超声检查或X线检查不能确定病变性质时的补充检查措施，或者乳腺高危人群必要时的筛查手段。

（1）什么是乳腺磁共振成像检查

MRI检查对乳腺疾病的诊断也有一定价值。因为这种检查方法基本不受乳腺密度的影响，其发现隐匿病灶的敏感性可能优于乳腺X线和超声检查，尤其对于乳腺比较致密的年轻女性。因此，拟进行保留乳房治疗的患者可以考虑在X线检查的基础上补充MRI检查。如果乳腺较大，包块较小，但相关的检查又提示有恶变的可能，细胞学穿刺检查有困难时，就可以做乳腺的MRI检查。

(2)乳腺磁共振成像检查的意义是什么

MRI具有很高的软组织分辨力，动态增强检查对乳腺癌的诊断有较高的敏感性和准确性，有国内研究报道，MRI对早期乳腺癌的诊断正确率可达94.4%，明显高于乳腺X线及超声检查。作为最新的乳腺疾病检查手段，MRI检查技术可以实现多平面、多参数成像检查的目标，具有高敏感性，三维成像使病灶定位更准确、显示更直观，对乳腺高位、深位病灶显示较好等特点，而且对多中心、多灶性病变的检出，邻近胸壁的侵犯及腋窝、胸骨后、纵隔淋巴结转移的显示较为敏感，为乳腺癌的分期和治疗提供了可靠依据。作为高危患者的首选检查技术，MRI检查在疑难病例确诊、肿瘤病灶范围评估、化疗疗效评价以及手术方式选择等方面也发挥着不可替代的作用。

(3)乳腺磁共振成像检查的适应证有哪些

①当乳腺X线或超声检查不能确定病变性质时，可以考虑采用MRI进一步检查。MRI检出浸润性乳腺癌的灵敏度接近100%，即MRI检查阴性者基本可排除浸润性乳腺癌的存在。

②对已明确为乳腺癌的患者，可进行更准确的术前分期。MRI有助于发现其他影像学检查不能发现的多灶性和多中心病变；有助于显示和评估肿瘤对乳后脂肪间隙和胸肌的浸润等。

③拟保乳手术的患者，建议进行常规MRI检查。

④患者一侧乳腺有乳腺癌，MRI可用于检查对侧乳腺是否存在可疑病灶。

⑤保乳手术后的随访，包括切缘阳性的残留病灶的评估、术后是否存在复发、评估对侧乳房是否存在转移灶或第二原发肿瘤等。

⑥腋窝淋巴结转移，原发灶不明者。对于腋窝淋巴结转移，MRI检查有助于发现常规影像技术没有发现的乳腺内原发癌灶。

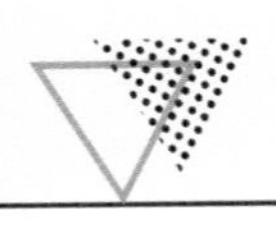

⑦新辅助化疗疗效的评估，MRI检查可根据增强的病灶信号是否降低来使化疗反应在发现肿瘤大小变化之前被监测到，目前被认为是用于新辅助疗效评估的最有效的影像方法。MRI功能成像可有效评估肿瘤的代谢状况，并可在病灶大小尚未发生明显改变之前进行评估。MRI弥散是应用最多并且最可行的功能成像方法；另外MRI波谱和灌注对评估疗效也有一定的作用，但是这些研究结果目前尚未作为临床常规应用。

⑧高危人群乳腺癌筛查，可以与乳腺X线检查同时进行或单独应用。

⑨隆乳术后的评估，能清晰显示假体情况，而且是评估假体外乳内病灶最好的影像方法。

⑩MRI引导下定位及穿刺活检，主要应用在仅乳腺MRI检查显示的异常病灶，活检应用多于定位。

（4）磁共振成像检查早期乳腺癌的方式有哪些

动态MRI可清楚显示乳腺癌的血流状况，敏感度和特异度分别为88%和82%，可以清晰地分析软组织的情况，对于极其隐秘的微小病灶有较好的诊断作用。MRI自应用于临床乳腺疾病诊断以来，在乳腺癌诊断方面发挥了重要作用。

MRI检测早期乳腺癌主要有三种方式：①以检测活体细胞生化成分为主的质子磁共振波谱分析法；②运用布朗运动水分子产生扩散加权成像法；③检测血流量及血容量等灌注参数的灌注加权成像法。

总而言之，预防疾病的关键在于对疾病的正确认识，希望大家都能正确地运用科普知识来提高对疾病的防范意识，切勿自行其是，做到早发现、早诊断、早治疗。

26.为什么有些患者做了乳腺超声还要做X线检查?

大家都知道乳腺的检查方式有多种，有患者会问:“乳腺超声和乳腺X线哪个更好？”

其实不存在哪个更好。乳腺超声和乳腺钼靶（即乳腺X线）是乳腺检查中的“双剑客”，各有优势，有时则需要双剑合璧。

总的来说，乳腺超声的优势在于发现肿块，而X线的优势在于发现钙化。目前，最好的彩超可以发现乳腺内2毫米以上占位性病变，但不能发现小于1毫米以下或尚未形成肿块的早期乳腺癌。因此，彩超在对早期乳腺癌的诊断较X线稍差。

所以医生要求有些患者做了乳腺彩超后还要做X线检查。

27.乳腺癌的治疗方法有哪几种?

乳腺癌是世界范围内女性的常见恶性肿瘤，严重威胁女性健康。在我国，其发病率占女性恶性肿瘤首位。但近年来，随着我国乳腺癌诊疗技术的发展，从注重早期筛查，让疾病“早发现、早诊断、早治疗”，再到“量身定制”规范化、精准化的治疗方案，对乳腺癌实行从预防、诊疗到康复的全程、全方位管理。乳腺癌的总体预后相比大多数恶性肿瘤较好，相当一部分早期乳腺癌能获得治愈，小于2厘米的Ⅰ期乳腺癌5年生存率在95%以上。乳腺癌已不再是人们眼中的“绝症”，而更像是一种慢性疾病。

“为啥我和她都是乳腺癌，她只用手术和术后放疗，我却要化疗后再手术，术后再化疗？”临床上，很多患者会有这样的疑问。

同是乳腺癌，但因为不同患者的分期、分子分型以及患者身体情况不同，医生会根据不同患者的疾病特征“量身定制”规范化、精准化的治疗方案。

乳腺癌的主要治疗方法分为局部治疗及全身治疗：局部治疗有外科手术治疗和放疗，全身治疗有化疗、内分泌治疗及靶向治疗等。

（1）手术治疗

手术治疗是早期乳腺癌的重要治疗手段，还会根据手术后的病理报告确定乳腺癌的分期和分子分型，再决定术后的辅助治疗。乳腺癌手术治疗方式根据目的不同，常用的有以下几种：

①乳腺癌改良根治术，为最经典的手术方式，手术切除患病的全部乳房及清扫腋窝淋巴结，适用于大部分乳腺癌手术，至今仍是应用最多的术式。

②保乳+清扫腋窝淋巴结术，这种手术方式会把乳腺的肿瘤连续完整地切除，并做到切缘无肿瘤，术后再进行放疗。手术会保留大部分乳腺组织，会基本恢复乳房外形。

③保乳+保腋窝术，保腋窝术指的是腋窝前哨淋巴结活检术。如果前哨淋巴结未见癌转移，可以避免腋窝淋巴结清扫，保留腋窝功能，会明显减轻手术后的上肢疼痛、水肿、活动障碍等并发症。

④乳房全切除+保腋窝术，对于不适合保乳的患者，或者适合保乳但不愿放疗而放弃保乳的患者。如果术前彩超没有发现腋窝淋巴结可疑转移，可以行乳房全切除+腋窝前哨淋巴结活检术。

⑤乳腺癌乳房重建术，又称乳房再造术，适用于不适合保乳但又想保留乳房外形的患者。最常用的手术方式是保留乳头、乳晕，皮下腺体全切除+假体植入术，还有背阔肌肌皮瓣转移乳房重建术、腹直肌肌皮瓣转移乳房重建术。

无论选用何种术式都必须严格以根治为主，保留功能及外形为辅为治疗原则。

（2）放疗

放疗是指用X线或电子线等射线直接杀灭肿瘤细胞的局部治疗方式，是乳腺癌治疗方案中的主要组成部分。乳腺癌常规放疗一般需要5周时间，每周放疗5次，共计25次，每次十几分钟时间。现在放疗技术发展快速，定位精准，并发症也逐渐变少。放疗多用于术后的辅助综合治疗，例如保乳手术患者或局部复发高风险的患者；也可以用于姑息性治疗，例如缓解骨转移的疼痛症状，改善生活质量等。十余年来，早期乳腺癌以局部切除为主的综合治疗日益增多，疗效与根治术无明显差异，放疗在缩小手术范围中起到了重要作用。

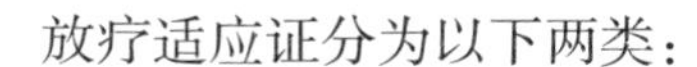

放疗适应证分为以下两类：

①全乳切除术后的放疗。如果腋窝淋巴结有转移，或者术前肿瘤大于5厘米，或者肿瘤侵犯皮肤表皮或胸壁，这几种情况在术后需要行放疗。

②保乳术后的放疗。如果乳腺癌行保乳手术，不管术后病理结果是浸润性癌还是导管原位癌，无论腋窝淋巴结是否有转移，都需行放疗。

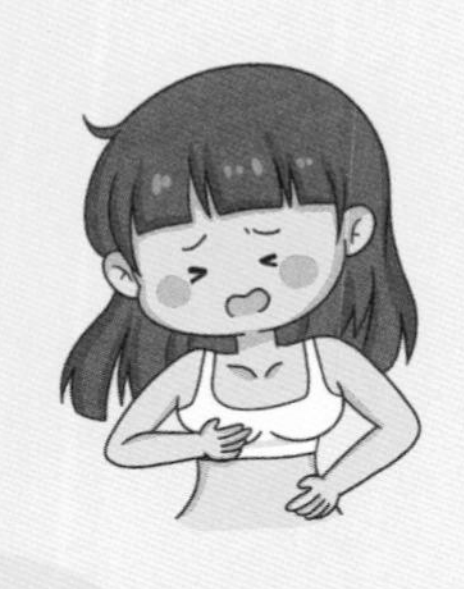

（3）化疗

化学药物治疗，简称化疗，也是治疗乳腺癌的重要手段之一，是指使用对癌细胞有毒性的药物杀灭癌细胞的方法，药物经过口服、静脉注射、局部灌注等方式进入体内，抑制、杀灭癌细胞，达到治疗肿瘤的目的。约70%的乳腺癌患者需要行化疗。其实化疗并没有以前那么让人畏惧，近十几年来有多种新型化疗药物应用于临床，大大减轻了化疗的不良反应，化疗风险也明显减少。很多患者化疗期间没有明显不适，甚至部分患者化疗期间可以从事办公室工作。乳腺癌化疗方案通常为4~8个疗程，每个疗程药物注射时间为3~4小时，每2~3周化疗一个疗程。很多医院设置了门诊化疗室，患者当天上午来院化疗，下午化疗结束后即可回家，方便患者及陪同家属。

化疗多见于中、高危复发风险患者的术后辅助化疗，不可手术的局部晚期患者治疗，因肿块不能行保乳手术患者的术前新辅助化疗，也是晚期患者控制疾病的主要手段。辅助化疗的方案有很多种，医生会根据患者的分期分型、既往治疗反应等，为患者选择不同的化疗方案。

（4）内分泌治疗

近年来，大量的循证医学证据表明，内分泌治疗在乳腺癌的综合治疗中有着不可取代的地位，无论是作为早期乳腺癌术后预防复发转移的辅助治疗，还是复发转移后的晚期乳腺癌解救治疗都有着十分重要的地位。

乳腺癌是激素依赖性肿瘤，受雌激素及孕激素的调控。乳腺癌内分泌治疗的适应证为雌激素受体阳性或孕激素受体阳性的患者。内分泌药物治疗正是通过改变乳腺癌生长所依赖的内分泌环境，抑制体内雌激素生长信号通路，发挥抑制肿瘤生长的作用。因此，内分泌治疗是一种全身治疗手段，这种治疗不良反应少，经济花费少，尽管起效慢，但疗效维持时间长，而且患者的生活质量也较好。

用于内分泌治疗的药物种类繁多，其作用机制各不相同，药物选择也是因人而异。用药选择需要根据患者是否绝经分为两类：绝经前和绝经后。临床医生也会根据淋巴结状态及其他高危因素（如年轻、组织学分级较高、肿瘤直径较大、脉管癌栓或*HER2*基因表达等），并结合已经存在的伴随疾病（如是否有严重骨质疏松、是否有心血管病史等）来选择合适的药物。

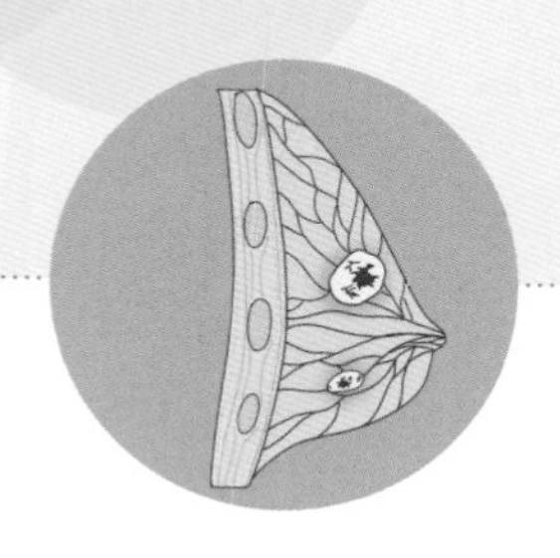

（5）靶向治疗

乳腺癌分子靶向治疗是指针对乳腺癌发生、发展有关的癌基因及其相关表达产物进行的治疗，是继化疗和内分泌治疗后的又一种有效的内科治疗手段。这种治疗方法并不神秘，也是通过打针或者吃药的方式，只是像打靶一样，靶向药物到人体内只针对肿瘤细胞起作用。乳腺癌分子靶向治疗是在细胞分子水平上，针对已经明确的致癌位点来设计相应的治疗药物，分子靶向药物通过阻断癌细胞或相关细胞的信号传导，来控制细胞基因表达的改变，从而抑制或杀死癌细胞。

药物进入人体以后只会特异性地选择与这些致癌位点相结合并发生作用，最大限度地杀伤癌细胞，而对正常细胞损伤很小，所以分子靶向治疗又被称为“生物导弹”。靶向治疗特异性高，对正常组织细胞的损伤小于化疗，所以其疗效好且耐受性好。近年来，乳腺癌的相关靶向治疗药物发展迅速，应用最广泛的是抗*HER2*靶向治疗，最近又分别有mTOR抑制剂、CDK4/6抑制剂等新型靶向药物上市。

（6）生物治疗

随着分子生物学、细胞生物学和免疫学研究的进展，生物治疗成为继手术、化疗、放疗和内分泌治疗后的另一种很有前途的治疗手段，特别是近年来针对人类基因组研究取得的丰硕成果，进一步推动了生物治疗的发展，目前乳腺癌的生物治疗已成为最活跃的研究领域之一。

肿瘤的生物治疗是指通过肿瘤宿主防御机制或生物制剂的作用，以调节机体自身的生物学反应，从而抑制或消除肿瘤生长的治疗方法，它包括免疫治疗、细胞治疗、基因治疗和肿瘤疫苗治疗。

（7）中医中药治疗

中医学认为，乳腺癌不仅是乳房局部的病变，而且是一种全身性的疾病，是机体在内外因素的影响之下，由人体气血、津液、经络、脏腑功能失调而引起的，导致人体脏腑功能失调的因素即为病因，而病机正是病因作用于人体出现的病位、证候、脏腑气血虚实变化及其预后等。

中医治疗乳腺癌的基本原则为：辨证与辨病相结合、扶正与祛邪相结合，治病求本、标本兼治、阴阳平衡。

28.治疗乳腺癌必须切除乳房吗?

大家知道吗？乳腺癌的发病率居女性癌症发病率之首，且呈逐年上升趋势，已成为危害女性身心健康的公共卫生问题，且中国乳腺癌发病率的增速在全球排名首位，每年约有30万新增病例。

临床上，一旦确诊乳腺癌，手术切除肿瘤是毋庸置疑的。对乳房切除的患者来说，如何面对自己“残缺”的身体，面对另一半，是巨大的心理考验和负担。难道得了乳腺癌，就一定得切除乳房吗?

在以前，乳腺癌手术治疗需要切除全乳、胸大肌、胸小肌和肋软骨，还要清除腋窝淋巴结。但随着医学的发展，乳腺癌的治疗在强调临床效果的同时，对改善患者的术后生存质量提出了更高的要求：切除肿瘤组织并减少癌症转移和复发，通过保乳术及术后综合治疗保障女性患者乳房外形和功能。但真正得了乳腺癌的时候，很多患者和家属还是会出现意见不统一的情况。

大家心里都有哪些想法呢？

全切派：

“全部切了算了，万一没切干净又复发了，免得夜长梦多！”

“癌这个事情说不清楚的，复发了还不是要挨第二刀，还是切了稳当！”

保乳派：

“还是保乳术好些吧，我有点接受不了乳房全部被切除！”

“那么多病友都做的保乳，人家伤口小，恢复还快，现在生活也过得好好的！”

纠结派：

“全切是要踏实点，但身上要留很大的疤，可是保乳术术后腋窝附近还不是有疤，哎呀，好纠结哦！”

其实，想要告诉大家的是，现今的乳腺癌治疗早已不是千篇一律地全部切除，全切的手术治疗方法已经过时了。目前，全球最先进的乳腺癌手术治疗方式是保乳术。如果没有非常必要的原因，医生一般不会建议患者全切的。现在的治疗方式会根据患者的具体情况，进行个体化治疗。当肿块较小、位置远离乳头和乳晕，或者是经过新辅助化疗后，肿块已经明显缩小，都是可以考虑保乳手术的。

（1）以前，全切乳房是乳腺癌的主要治疗方式

现在，乳腺癌的治疗通常以手术为主，再联合放疗、化疗、内分泌治疗和靶向治疗等方式，具体治疗方案取决于乳腺癌分期、类型以及患者的自身情况。但在过去，乳腺癌一般都是采用根治术、扩大根治术、改良根治术治疗，也就是动刀切除乳房来达到治疗乳腺癌的目的。

虽然切除乳房在过去的一段时间内是治疗乳腺癌的主要方式，具有不错的效果，但也会带来一些其他的问题，尤其是对女性患者心理和生活都会带来一定的困扰。

因为乳房是女性的第二性征，不仅发挥特殊的生理作用，还是女性形象及性感维系的重要载体。切除乳房会让女性患者失去重要的美学器官，导致其生活质量大幅度下降。有研究显示，切除乳房的女性在1年内罹患抑郁症的风险会明显升高。

（2）现在，保乳术是最先进的乳腺癌治疗方式

目前，全球最先进的乳腺癌治疗方式就是保乳术，可以同时满足根治乳腺癌、保留乳房功能和美学的要求，迅速成为治疗早期乳腺癌的主要方法。

说到这里，可能就有人会问："保乳术会不会切不干净呢？是不是比全切更容易复发？"

实际上，目前，国内外已经有大量研究证实，相比全乳切除术，保乳手术后乳腺癌患者在总生存率及远处转移生存率上没有差异，甚至在长期生存方面还要比全乳切除的患者好一些。

有研究发现，保乳手术后5年生存率为92.9%、7年生存率87.7%，均高于全乳切除后的89.7%和79.2%。而且，在乳房美学方面，欧美地区也有很多研究证实，保乳手术后患者乳房外形比重建乳房和全切乳房都要漂亮得多。

所以目前，保乳手术已经成为早期乳腺癌手术治疗的最主要方式，保乳率也被视为乳腺癌治疗水平高低的重要标志之一。

（3）传统的保乳手术也有不足

虽然说保乳术有那么多的优点，但也存在一定的不足——

保乳术并不是适合每一位乳腺癌患者，要想进行保乳手术，患者需要满足一定的条件，比如乳腺癌单发性、肿块较小等，具体情况需要医生来进行评估确定。

另外，传统的保乳手术一般要切两条开口，乳房上一个，腋窝下一个，做完手术后会有两条瘢痕，尤其到了夏天，有的患者就担心自己的疤会露出来而不敢穿无袖的衣服。

在这里解释一下为什么传统的保乳术要切两条开口：

乳房上开口，是为了切除乳房上的肿瘤；乳腺癌细胞最常转移至淋巴结，在腋窝下开口子是因为方便切除、清扫腋窝淋巴结的癌细胞。

以前，清扫腋窝淋巴结会影响患侧手的活动，发生手肿、活动不便等情况。但是目前最先进的前哨淋巴结活检，只需要取出几个淋巴结，并不会出现以上情况。

（4）乳腺癌“无痕化”保乳术

为了让乳腺癌术后的女性从身体到心理都恢复得更好，一些医院乳腺外科开展了经乳晕单孔非溶脂腔镜保乳术（简称“腔镜保乳术”）。

腔镜保乳术只需在乳晕边开一个小口子，不需要再开辅助孔，就可以完成整个保乳手术，包括切除乳房肿块、清扫腋窝淋巴结，不仅能安全切除肿瘤，还减少了腋窝切口。关键是，乳晕切口愈合后瘢痕很小，很难被发现，能极大提高患者的乳房美观度及瘢痕私密性，真正做到了乳腺癌手术“无痕化”。

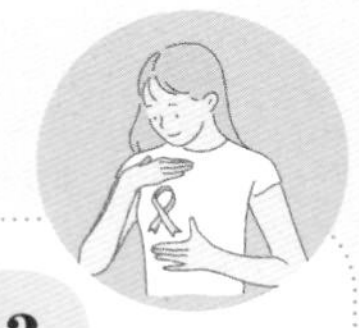

29.乳房一、二期再造应考虑哪些选择条件?

那些为治疗乳腺癌进行乳房切除术而失去一侧或双侧乳房的女性，常因术后胸部缺陷和身体不平衡，感到自我形象受损，而减少社交互动；同时还会伴随恐惧、焦虑和悲观绝望等心理问题，严重影响患者的生活质量。有些女性会选择通过佩戴义乳来改善外形。但是，也有些女性希望通过乳房重建，获得永久的乳房外形改变。

想要讨论乳房重建，首先应考虑重建技术和重建时机的选择。目前，主要的乳房重建技术包括：假体植入和自体组织乳房重建。

对于假体植入手术，医生会根据患者术后是否需要放疗、乳房切除后皮瓣血供等情况，选择一步法或两步法。一步法就是在切除乳房后即可进行假体植入，这种重建方法做出的乳房外形满意度高，一次手术即可完成。两步法就是在切除乳房后，先在胸大肌后方或前方放置软组织扩张器（可以把它理解为一个水囊，一个临时的乳房），后期逐渐往扩张器内注入生理盐水，当扩张到满意的大小，皮肤和肌肉充分扩张，达到覆盖假体的要求后，再次手术，移除扩张器，更换为永久性乳房假体，通常是硅胶假体。此类手术可以选择传统开刀手术或腔镜手术。

自体组织乳房重建，是一种利用女性自身组织的乳房重建手术，医生从患者身体的某一部分去除部分皮肤、脂肪、肌肉和血管，移至胸壁，形成乳房形状。自体组织的供区主要包括腹部、背部、臀部、大腿等部位，选择不同皮瓣移植取决于患者供受区情况、危险因素、医护团队的能力和经验以及患者意愿。

应用自体组织瓣乳房重建技术的时机有3 种：①即刻重建是指在乳腺癌切除手术同时完成乳房重建手术。即刻重建时，乳房残留组织顺应性好，可以最大程度地保留乳腺美学单位，可以实现最佳的美学效果；②延期重建是指在乳腺癌切除术后恢复一段时间（一般在手术至少1年后或放疗后半年至1年），再行乳房重建手术。延期重建可以避免放疗对重建乳房的不利影响；③延迟的即刻重建技术是指肿瘤病理学分期尚不能明确时，通过植入扩张器，最大程度地保留乳房区域皮肤和美学结构。如果术后不需要放疗，则在术后4周内再行自体组织瓣移植手术；如患者需要接受放疗，则待放疗结束6个月以上，再行自体组织瓣重建手术。如此可以最大程度地避免放疗对组织瓣的不利影响，也可以使乳房获得更佳的美学效果。

所以，不论是上述哪一种重建方案，都需要考虑手术时机。为什么呢？因为都要在保证肿瘤安全性的前提下，才会去考虑重建手术。乳腺癌手术后，因部分患者需要做放疗或化疗，或皮肤切缘等问题，需要二期完成乳房重建才更安全。

最后，因为乳房重建是针对乳房外形改善的美容整形手术，对于乳腺癌疾病本身的预后没有影响，所以是否做乳房重建、选择哪种类型的乳房重建，以及什么时候做乳房重建，都需要和医生充分沟通，选择最适合自己的方案，并且明白重建乳房使外观改善的同时，也要面对相关手术风险及并发症。

30.什么是乳腺癌的内分泌治疗？

内分泌治疗是乳腺癌主要的全身治疗手段之一，其应用于乳腺癌已有一百多年的历史。随着对激素受体领域分子生物学和内分泌治疗理论机制的不断深入研究，新的内分泌治疗药物不断问世并应用于临床，内分泌治疗在乳腺癌综合治疗中的地位不断提高。由于乳腺癌是一种激素依赖性癌症，癌细胞的生长受体内多种激素的调控。其中，雌激素在大部分乳腺癌的发生、发展中起着至关重要的作用，内分泌治疗就是通过降低人体内雌激素水平或抑制雌激素的作用，而达到抑制癌细胞生长的目的。

内分泌治疗与手术、化疗、放疗等治疗方式不同，无法在短期内完成，这种治疗方法是一个长期的过程。下面就为大家盘点一下关于乳腺癌内分泌治疗大家最关心的一些问题，并用通俗易懂的方式为大家解答。

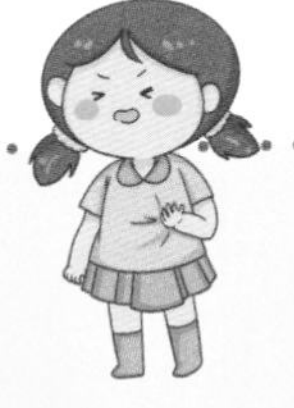

（1）哪些乳腺癌患者需要内分泌治疗

内分泌治疗并不适用于所有的乳腺癌患者，主要针对激素受体阳性的乳腺癌患者，也就是我们的病理学检查报告免疫组化单中显示ER（雌激素受体）或PR（孕激素受体）阳性的患者。而临床上有一半以上的乳腺癌属于激素依赖型。目前认为，如两者皆阳性或任一为阳性，不论年龄、月经状况，术后都应该接受内分泌治疗，且主张化疗联合内分泌治疗。近年来，一些较大规模的临床研究表明，内分泌治疗应该在化疗和放疗结束后开始，一方面能够延长乳腺癌患者的生存期，另一方面可增强化疗效果。

通过内分泌治疗可以降低患者体内雌激素、孕激素水平或抑制雌激素、孕激素，从而抑制肿瘤细胞生长，以降低复发转移风险。

（2）内分泌治疗的原理是什么

如果将癌症比喻成人体内的“恶之花”，那患者病理性的雌激素水平上升就是“养料”，而表达于癌细胞中的雌激素受体就好比“土壤”，当“养料”与“土壤”结合后，癌细胞得到充分“滋润”，从而不断地生长和增殖。

内分泌治疗通常通过以下3种方式发挥作用：

①使用与“养料”相似但不会使癌细胞生长的“养料替代剂”，让“养料替代剂”与癌细胞相结合，从而阻断癌细胞与真正的“养料”间的联系。临床中常用药物为选择性雌激素受体调节剂，如他莫昔芬、托瑞米芬。

②减少“养料”生成。临床中常用药物为芳香化酶抑制剂，如阿那曲唑、来曲唑、依西美坦；促黄体生成激素释放激素类似物，如戈舍瑞林、亮丙瑞林。

③直接瓦解“土壤”、减少“养料”供给，让“恶之花”枯萎死亡。临床中常用药物为选择性雌激素受体下调剂，如氟维司群。

（3）乳腺癌内分泌治疗的优点有哪些

目前，乳腺癌的治疗仍以综合治疗为主，手术、放疗、化疗、内分泌治疗都是其重要治疗手段，但也各有其局限性，临床诊疗中应根据患者具体病情选择合理的治疗方案。近年来，大量的循证医学证据表明，无论是作为早期乳腺癌术后预防复发转移的辅助治疗，还是作为复发转移后的晚期乳腺癌解救治疗，内分泌治疗在乳腺癌的综合治疗中有着不可取代的地位。

内分泌治疗的优点主要有以下几方面：

①不良反应一般较轻，对正常组织和器官不造成明显损害，患者耐受性较好，治疗期间患者可以保持较好的生活质量，有利于巩固治疗。

②内分泌治疗的中位缓解期为12～18个月，而联合化疗的中位缓解期为6～8个月，仅少数超过12个月。

③根据雌激素受体或孕激素受体的状况选择的病例，内分泌治疗的有效率会大大提高，疗效与联合化疗相仿。

④内分泌治疗交叉耐药现象较少，复发的病例采用二线内分泌治疗往往仍可有效。

⑤内分泌治疗后病情稳定的患者，其肿瘤量缩减虽未达部分缓解程度，但临床症状明显减轻，可获得与有效病例相仿的缓解期和生存期。

⑥口服药使用方便，可以长期使用，而且更经济。

（4）内分泌治疗有没有不良反应呢

内分泌治疗和其他的治疗一样都会有相应的不良反应。绝经前患者常使用他莫昔芬治疗，它主要的不良反应有月经失调、闭经、子宫内膜增厚，以及可能发生血液系统功能障碍、凝血机制障碍、血栓形成等；绝经后患者多使用芳香化酶抑制剂，其最主要的不良反应是手指关节的晨僵、肌肉骨骼酸痛、潮热、骨质疏松等。

（5）有没有办法可以减轻内分泌治疗药物的不良反应

激素受体阳性的乳腺癌患者都需要接受内分泌治疗，并且是其他治疗方法不能替代的。良好的依从性、坚持全程定时定量的用药是非常重要的。患者千万不要试图通过“减轻药量”“缩短用药时间”来减轻药物不良反应。

其实随着用药时间的延长，大部分不良反应会逐渐改善和耐受，而且医生是会针对已知的部分不良反应采取相应应对措施的。如他莫昔芬可能导致的子宫内膜增厚，实际上只要定期检查，使内膜增厚在一个相对可控范围内，其安全性是可以得到保障的。又如芳香化酶抑制剂所导致的骨质流失问题，可以通过日常补钙、服维生素D和遵医嘱使用双磷酸盐类药物，配合适度的体育运动来获得改善。因此，患者应该正确看待药物的不良反应，不要盲目害怕其不良反应而拒绝服药、减轻药量、缩短用药时间，要知道“自以为是”的危害远大于服药所带来的不良反应哦。

当然，如果出现严重的、不能耐受的不良反应而无法坚持，请及时寻求医生的帮助，医生会根据实际情况给予合理的建议，在治疗过程中，医患之间及时有效的沟通是非常重要的。

（6）内分泌治疗是否有必要强调像化疗那样规范应用呢

化疗和内分泌治疗都是癌症全身性治疗的手段，都有强大的抗癌功效。但与大家的想象相反的是，内分泌治疗早在化疗诞生之前就已经开始应用了，而且近年内分泌治疗的发展速度也不亚于化疗。内分泌治疗的不良反应相对于化疗比较轻微，抗癌力度却并不弱，多数情况下还比化疗更为强劲。当然，化疗和内分泌治疗是两种作用机制完全不同的方法，可以先后应用于同一患者，在适宜患者身上先后应用这两种方法往往可以获得优于单用任何一种方法的治疗效果。由于内分泌治疗具有不可替代的强大治疗价值，因此应像对待化疗一样重视它，并为其规范应用创造条件。

乳腺癌是少数几种应用内分泌治疗有效的癌症，通过近百年的努力，乳腺癌的内分泌治疗已经从早期被视为无足轻重的缺乏针对性的治疗，发展成为一种独立的依赖激素受体状况来指导临床应用的可预见性的治疗方式。内分泌治疗方式多样、不良反应少、疗效显著、疾病缓解时间长和患者耐受性好，不仅可延长部分晚期乳腺癌患者的生存时间，改善其生活质量，而且作为乳腺癌的辅助治疗手段之一，被常规用于激素受体阳性乳腺癌患者的辅助治疗，成为乳腺癌综合治疗的重要组成部分。

（7）如何选择内分泌治疗药物

内分泌治疗药物的选择需要根据患者是属于绝经前还是绝经后状态来决定。那如何判定绝经情况呢？

①如果是双侧卵巢切除术后的患者，那么属于绝经期。

②年龄≥60岁的患者也属于绝经状态。

③激素水平在绝经范围内的患者也属于绝经状态。

④正在接受化疗的绝经前患者，停经不能作为判定绝经的依据。接受化疗后患者停止排卵或停经，但其卵巢功能在一段时间内是可恢复的。如果考虑使用芳香化酶抑制剂用于内分泌治疗，则需应用卵巢切除或卵巢功能去势药物同时治疗。

（8）常见的内分泌治疗药物有哪些

①选择性雌激素受体调节剂（雌激素竞争抑制剂）：代表药物有他莫昔芬。这类药物可以抑制体内正常雌激素的作用。他莫昔芬的分子结构类似于雌激素，可以与乳腺癌细胞表面的激素受体结合，从而阻止体内雌激素和孕激素与受体的结合。

②芳香化酶抑制剂：代表药物有来曲唑、阿那曲唑、依西美坦。芳香化酶是女性体内产生雌激素过程必需的一种活性酶，抑制芳香化酶可以有效地减少体内雌激素，从而减少雌激素对癌细胞的刺激作用。

③去势药物：代表药物有戈舍瑞林。绝经前女性体内雌激素主要由卵巢分泌。以往是通过对绝经前妇女施行卵巢切除（用外科手术和射线）或者肾上腺切除和垂体切除来降低雌激素水平，现在可以采用药物来达到类似的效果。

④选择性雌激素受体下调剂：代表药物有氟维司群。氟维司群的主要功能是破坏雌激素受体和阻断雌激素和雌激素受体之间的相互作用，从而起到抑制癌细胞生长的作用。

（9）绝经前女性辅助内分泌治疗主要有哪几种

绝经前激素受体阳性患者术后辅助内分泌治疗可以选择以下几种方案。

①他莫昔芬治疗5年。

②先用他莫昔芬治疗2～3年，如进入围绝经期可以改用芳香化酶抑制剂治疗5年。

③如果使用他莫昔芬治疗2～3年后依然未绝经，可以继续使用他莫昔芬治疗5年，如5年后进入围绝经期，再行后续强化芳香化酶抑制剂治疗5年。

④对部分不适合用他莫昔芬治疗，或有高危复发转移因素的绝经前患者，特别是大于45岁者。可以考虑在有效的卵巢功能抑制治疗后，参照绝经后女性的治疗原则，选择使用芳香化酶抑制剂作为辅助治疗。

（10）内分泌治疗周期一般需要多长时间

内分泌辅助治疗作为早期乳腺癌重要的规范化治疗手段之一，在整个乳腺癌治疗体系中扮演着十分重要又特殊的角色。因为它与手术、化疗、放疗等治疗方式不同，无法在短期内完成，它的治疗是一个长期的过程，需要5年、10年甚至更长的时间。如果将早期乳腺癌治疗中的手术治疗比作为200米短跑，化疗比作为800米中长跑，那么内分泌治疗就犹如一场马拉松比赛。

目前，内分泌治疗时间通常在5～10年，但不同风险程度的患者治疗持续时间是不同的。对于绝经前或绝经后复发风险较高的乳腺癌患者来说，一般需要10年左右，而对于复发风险不是很高的患者，一般至少需5年。

乳腺癌内分泌治疗是一个长期的过程，在此期间，患者需注意以下几点。

①坚持用药。

②服药定时定量。

③不自行换药。

④理性面对不良反应，及时与医生沟通。

⑤保持良好心态，均衡饮食，适当运动。

31.乳腺癌化疗前，患者需要做哪些准备？

乳腺癌的化疗分为术前新辅助化疗、术后辅助化疗，另外还有一种是晚期姑息化疗。

（1）术前新辅助化疗患者，在穿刺活检确诊后就应尽快开始化疗，术后辅助化疗一般在手术后一个月左右，伤口愈合后开始。

（2）乳腺癌化疗前必须要测量患者的身高、体重，计算其体表面积，以决定化疗的剂量。

（3）乳腺癌化疗前一般建议患者行中心静脉置管，以减少药物渗漏，防止损伤组织还有血管。

（4）乳腺癌术前新辅助化疗的患者需要在化疗前，行前哨淋巴结活检，明确腋窝淋巴结有无肿瘤转移。

（5）化疗前需要完善肝肾功能、血常规、心电图等检查，排除化疗禁忌才能够进行化疗。因为有一些药物，会对心脏功能产生不良影响，还会造成白细胞计数水平下降等骨髓抑制反应。

32.哪些乳腺癌患者需要放疗?

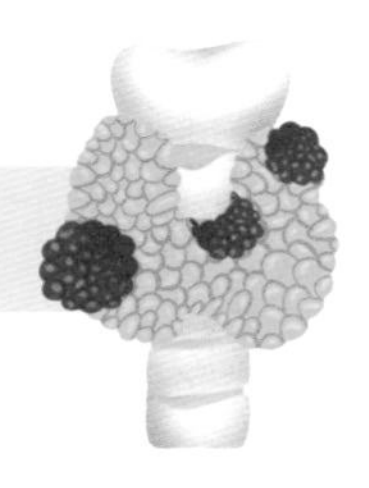

(1)早期乳腺癌保乳术后的患者

①原则上所有保乳术后的患者都应接受患侧全乳放疗。

②除非同时满足年龄≥65岁、肿瘤<3厘米、淋巴结阴性、激素受体阳性、切缘阴性且可以接受规范内分泌治疗的患者，可以咨询医生就放疗的利弊充分考虑，再决定是否需要放疗。

(2)乳腺全切除根治术或改良根治术的患者

全乳切除术后放疗可以使腋窝淋巴结阳性患者10年局部区域复发率降低15%以上。

(3)局部和区域淋巴结复发高危的患者

①原发肿瘤最大直径≥5厘米，或肿瘤侵及乳房皮肤、胸壁。

②腋窝淋巴结转移≥4枚。

③肿瘤≤5厘米且淋巴结转移1～3枚的患者，如果有以下一项高危复发因素也应当积极考虑术后放疗：

a.年龄≤40岁；

b.腋窝淋巴结清扫数小于10枚；

c.淋巴结阳性数2～3个；

d.激素受体阴性；

e.*HER2*基因过表达但未接受抗*HER2*靶向治疗；

f.组织学分级为3级；

g.有脉管癌栓；

h.肿瘤大小>2厘米，且≤5厘米，行乳腺单纯切除后前哨淋巴结阳性且不考虑后续腋窝清扫。

33.中医中药可以治疗乳腺结节或乳腺癌吗？

可以。中医学对乳腺癌已有了较完整的认识。但随着医学发展，对乳腺癌的治疗应是应用各种手段的综合治疗，包括手术、放疗、化疗、内分泌治疗及中医中药治疗。目前，手术治疗是乳腺癌的首选治疗，辅以放疗、化疗及内分泌治疗。中医治疗作为综合治疗手段之一，其治疗乳腺癌的重点是防止癌的复发与转移，以及减少因化疗、放疗所引起的不良反应，对提高术后生活质量，延长生存时间，起着积极作用。

34.中医中药治疗乳腺结节和乳腺癌的方法有哪些？

乳腺癌的传统中医疗法有四种治疗模式：祛邪、祛邪扶正、祛邪增效、扶正减毒。具体治疗方式可以分为内服药法、外用药法和其他疗法。

（1）内服药法：是充分利用中医辨证论治的优势，应用调整癌症患者全身脏腑、气血、经络、阴阳失调的药物内服，以达到治疗疾病目的的治疗方法。

（2）外用药法：是利用中医传统有效的药物对乳腺癌进行局部外敷的治疗方法。

（3）其他疗法：包括有针灸、按摩、导引等。

第三节

护理与康复

35.乳腺癌手术后怎样进行上肢功能康复锻炼?

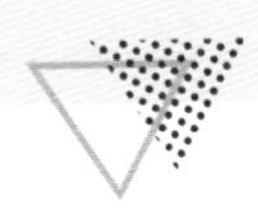

乳腺手术后24小时，即可开始进行手指和腕部的屈曲和伸展运动，在手术区引流管未拔出及伤口愈合前，不宜做手臂外展运动。

（1）握拳运动

双手放于体侧，屈肘，健侧手托住患侧手肘，手臂不动，患侧手做握拳、打开运动（图8）。注意应术后尽早开始练习。

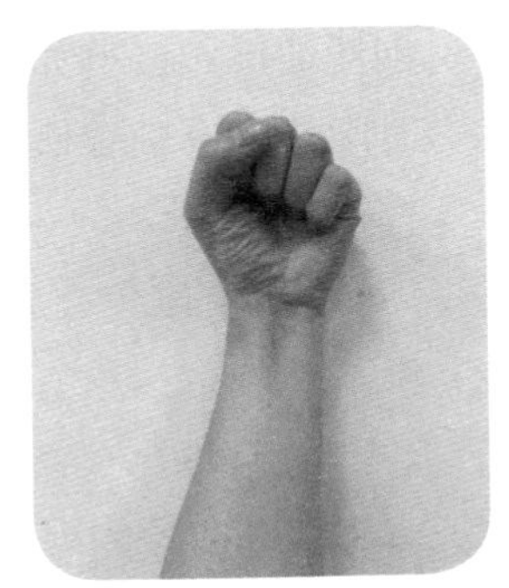

图8 握拳运动

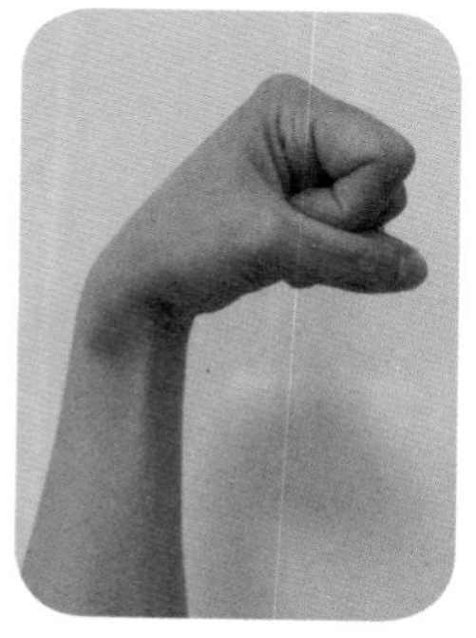
图9 手腕运动

(2)手腕运动

双手放于体侧，屈肘，健侧手托住患侧手肘，手臂不动，患侧手握拳，手腕向内、向外360° 旋转（图9）。注意应术后当天开始练习。

(3)手肘运动

双手放于体侧，屈肘，健侧手托住患侧手肘，患侧手臂做伸直、屈肘运动（图10）。注意应术后当天开始练习。

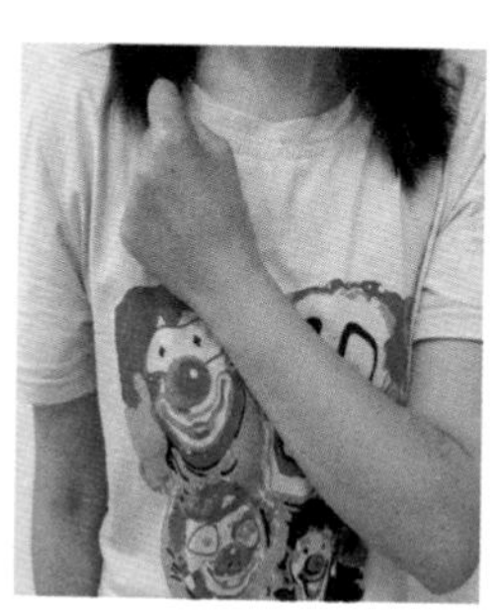
图10 手肘运动

36.乳腺癌手术后，怎样预防上肢水肿？

（1）预防感染：保持患侧皮肤清洁；尽量不在患侧手臂进行有创性的操作，例如抽血、输液等；手洗衣物等时戴宽松手套，避免长时间接触有刺激性的洗涤液；避免蚊虫叮咬；衣着宽松，尽量不佩戴首饰或手表。

（2）避免高温环境：避免烫伤；患侧手臂不要热敷，沐浴时水温不要过高；避免强光照射。

（3）避免负重：避免提、拉、推、举过重的物品；避免从事重体力劳动或较剧烈的体育活动。

（4）其他：乘坐飞机时戴弹力袖套；在保证伤口愈合的情况下尽快恢复手臂运动功能。

37.外周中心静脉导管留置期间居家维护注意事项有哪些?

外周中心静脉导管（PICC）是通过外周手臂的静脉进行穿刺，留置到上腔静脉的一种导管，使用后有助于缓解某些特殊药物对手臂血管的不良影响，同时可减少反复穿刺带来的损伤和不便。图11为PICC换药后固定图。

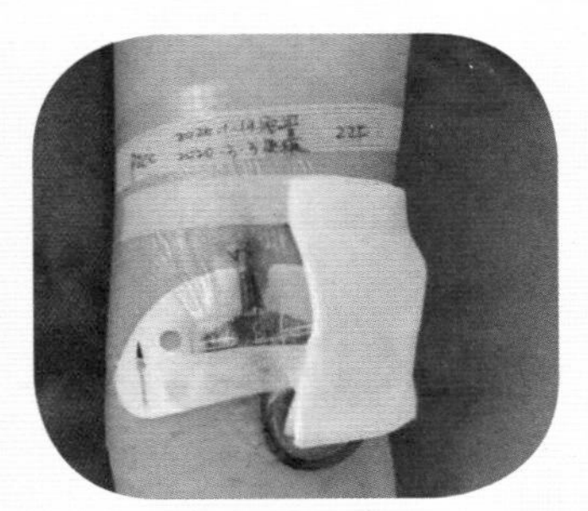

图11 PICC换药后固定图

（1）导管维护

①冲管：使用PICC的患者需要每周前往医院进行冲管维护处理，防止管道堵塞。

②换药：放置PICC的第一个24小时必须进行换药，根据伤口愈合程度逐渐更改为每周换药一次，同时更换肝素帽，以预防感染。

③观察：定期观察导管的固定位置、导管的流通性及患者对敷料是否有过敏等情况。

（2）注意事项

①避免浸湿：由于PICC留置在手臂上，所以洗澡时应使用淋浴，尽量避免导管被浸湿，这样有助于延长导管的使用寿命。

②避免剧烈运动：放置导管一侧的手臂尽量不要提重物、干重活，以免剧烈运动导致导管脱落、移位等情况。

③保持卫生：平时保持贴膜处的干燥、卫生，若发现固定导管的贴膜有脱落的情况，应及时去医院请医生进行更换。

④避免医疗操作：禁止在留置PICC的一侧手臂测血压，这样会导致导管位置偏移及血压测量不准确；尽量避免经导管采血化验，因为这样可能会导致感染风险增加；平时注意导管的维护，有助于延长导管的使用寿命；出现异常情况不要擅自处理，如导管周围出现红肿、渗出等情况，应及时就诊。

38.乳腺癌手术后对于切口的居家观察与护理应该怎么做?

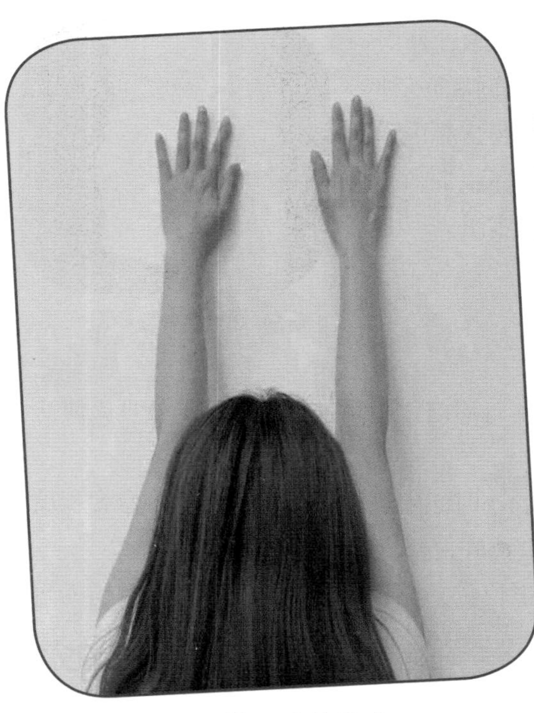

图12 爬墙活动

手术治疗是乳腺癌治疗的首选方法和重要组成部分。乳腺癌手术发展至今已经比较成熟，一般的乳腺手术为浅表性的手术，创伤较小，术后恢复较快，术后并发症较少，术后12小时病情即可稳定。因此，如术后无出血、感染等较严重并发症，为积极推动术后快速康复、缩短住院时间、减少患者治疗费用、提高医疗资源利用率，对于已经符合出院条件的患者，常规建议术后2~3天即可出院。如果术中使用硅胶或扩张囊等植入物，则一般建议术后1周出院。患者出院后在家多休息，注意营养，积极进行康复锻炼即可。对于切口的居家观察与护理具体做法如下。

（1）每周更换 1~2 次负压引流器，每天定时倾倒引流液，妥善固定引流管，避免牵拉、折叠、扭曲，引流量连续3天少于 10毫升，可考虑拔管，若出现引流液颜色异常（鲜红）、引流管脱落等情况，应及时就诊。

（2）每3~5天更换一次伤口敷料。

（3）一般情况下，行保乳术的乳腺癌患者术后3周拆线，行全切术患者术后4周拆线。拆线前，避免肩关节上抬及外展，可行握拳、屈肘、旋腕等活动。拆线后，应逐步进行肩关节的上抬、外展活动，如爬墙、压臂等。图12为爬墙活动。

39.佩戴义乳有什么好处？怎样保养义乳？

义乳，又称仿真乳，大多数材质是医用硅胶。它与身体贴合度比较好，温度随着身体变化而变化，不会有冰冷感；重量、质地跟人的乳房相似，很少有异物感。

（1）佩戴合适的义乳可以让患者的外形看起来与术前无异，帮助患者重拾自信，更快地恢复正常工作与生活。此外，佩戴合适的义乳可以更好地保护患者的身体。因为乳房切除术后，胸大肌上面直接覆盖的是皮肤，外力撞击容易引起疼痛和意外发生，义乳可起到缓冲作用，防止外力直接作用在手术部位，保护手术创面。佩戴义乳后，患者身体处于平衡状态，能避免脊柱侧凸、延缓手臂水肿等的发生。

（2）定期清洗：在佩戴过程中如果身体出汗，佩戴后要用清水清洗或者用专用清洁剂擦拭义乳，晾干后备用，要避免在阳光下暴晒，以免加速义乳老化。

（3）避免接触锐器：义乳不佩戴时要注意远离金属物品，以免被扎破或者磨损。

40.乳腺癌手术后复查包括哪些内容？多长时间复查一次？

乳腺癌是一种全身性疾病，在早期，癌细胞就有可能脱落进入血液或淋巴液，从而转移到骨头、肝脏、肺等其他器官。因此，乳腺癌的治疗，进行乳腺局部的手术只是其中一步，辅以化疗、靶向治疗、内分泌治疗等全身治疗，才可以显著降低乳腺癌复发转移的风险。术后复查能及时发现转移和复发的前兆，做到早发现、早诊断、早治疗，提高乳腺癌患者的生存质量。复查还能发现化疗、放疗和内分泌治疗等疗法对机体造成的不良影响，从而及时调整治疗方案和药物。并且，在医院复查时还能在第一时间获得新技术、新药物的支持。

（1）验血相关检查

①肿瘤指标：可以反映身体里肿瘤的负荷，不过该项指标升高不一定代表复发，如果升高无须太过焦虑，需要多复查几次看指标的变化趋势；如果进行性升高，则提示有复发可能，需要做进一步检查。

②肝功能：看转氨酶水平和血脂等是否升高，评估药物不良反应。

③性激素六项：对于进行内分泌治疗的患者或者45岁以上月经不规律的患者，该项目可帮助判断是否达到绝经状态。

④血常规：服用引起骨髓抑制的药物时，监测白细胞计数及中性粒细胞的比例，可以评估是否需要"升白细胞处理"及调整药物剂量。

（2）超声检查

①乳腺+锁骨淋巴结+颈部淋巴结彩超：监测乳房、胸壁是否有肿块及是否有淋巴结转移。

②腹部彩超：监测是否有肝转移。

③盆腔彩超：服用他莫昔芬等内分泌治疗药物可能会引起子宫内膜增厚，因此应用此类药物的患者需行盆腔彩超观察子宫内膜厚度。

④心脏彩超：在进行抗*HER2*靶向治疗期间，需每隔3个月复查一次，评估心脏功能。

（3）其他检查项目

①胸部正侧位X线：术后5年内每半年复查一次，5年后每1年复查一次，主要监测是否有肺转移。

②乳腺钼靶：保乳者或单侧乳腺切除者，每1年复查一次。

③骨密度：服用芳香化酶抑制剂进行治疗的患者，有骨质疏松的风险，常规每1～2年复查一次骨密度，评估骨质疏松程度。

④其余的CT、MRI、骨扫描等检查由专科医生根据具体情况决定。

（4）复查时间

①术后2年内，一般每3个月随访一次。

②术后3～5年，每6个月随访一次。

③术后5年以上，每年随访一次，直至终身。

④如有异常情况，不局限于复查时间，应当及时就诊。

⑤术后进行辅助化疗患者，应该在辅助化疗全部完成后再开始第一次全身复查，并且根据首次复查时间，往后算3个月做第二次复查，以此类推。

41.怎样进行正念减压训练？

正念减压训练是一种以正念为核心的减压方法，通过培养人们在面对压力时保持冷静、专注和积极的心态，从而达到减轻压力、提高生活质量的目的。在现代社会，人们面临着越来越大的工作和生活压力，如何有效地应对压力成了人们关注的焦点。

正念疗法作为一种临床心理疗法，被许多研究者称作“第三代”认知行为疗法，主要可以分为正念减压疗法、正念认知疗法、辩证行为疗法、接受与承诺疗法以及正念饮食觉察训练等。其中，正念减压疗法和正念认知疗法作为体验式的学习课程，沿用了传统正念中的冥想练习，以此实践形成正念疗法的技能，学习中包括团体练习、冥想静坐、正念活动等正念基础课程内容，并且强调参与者有意识地去觉察自己的日常活动体验。而辩证行为疗法等则使用正念技巧和正念中非冥想的部分。

正念减压疗法创立于1979年，美国麻省理工学院医学中心的卡巴金教授创立了“减压门诊”。卡巴金教授作为开创者，通过运用正念技术引导，帮助参与者减轻压力、管理情绪、调节身心状态，将正念疗法引入西方主流社会。这种系统性的促进参与者身心健康的冥想技术，起初被称为“减压与放松疗程”，后正式改名为“正念减压疗程”，其目的是对医院一般的医疗行为给予辅助，主要开展于肿瘤患者化疗、放疗以及进行手术治疗后。除了治疗参与的肿瘤患者（下文称“参与者”）之外，“减压门诊”的另一工作重点是开展医学教育，即面向学生、教育学者、心理健康从业者、医疗人员等开设正念课程，提供培训，这一培训后来也演变成开展正念疗法资格认证的方式。正念减压疗法的核心在于逐步引导参与者运用自己身心的内在力量，培育正念，获得内心的自在、平衡与安宁；通过让参与者进行集中式的练习和讨论，学习有意识地觉察自我身心当下的体验，承认并改变原有的惯性思考、行为方式，最终将正念的观念应用到自己的日常生活体验中。

正念减压疗法的治疗周期通常为6～10周，根据实际情况，每周进行2～2.5小时，并完成家庭作业。整个课程结束后，还要有额外的一个全天的正念课时（7～8小时）。在课程期间，指导师会通过一些正式或非正式的正念实践来教授参与者正念技能，包括呼吸、思考、身体感觉、声音及一些日常活动的正念。根据研究对象的不同，课程内容和过程会进行微调。通常，正念减压训练会包括以下几种方法。

（1）身体扫描

参与者平躺，在自然放松状态下集中注意力，根据音频的引导，将注意力从左脚脚趾开始扫描，慢慢转移到腿部、盆骨、躯体，最后到达头顶。依次去体会身体各个部分的感觉，感受呼吸走遍整个身体，从身体的一端行至另外一端，采用尽量客观的角度用心去体会观察这些部位。当身体扫描结束之后，让意识沉浸在宁静的氛围当中，感受空气在身体范围内的自由流动。随后睁开眼睛，有意识地移动自己的身体。这项训练能帮助参与者将注意力集中在每一个具体的身体部位，体会身体每一个部位此时此地的感受，让参与者对于身体的觉察更加明晰。通过觉察和认同体内的任何感受或感觉，对压力、焦虑和身体疼痛都非常有帮助。

（2）正念呼吸

参与者处于安静的环境中，采取舒适的坐位，放松身体感觉呼吸时通过鼻端的气流，当有任何不适、杂念、情绪出现时，明白自己只需客观地觉察它，而不作任何主观评价。这种身体精细的感受、思维的游移是很正常的。随后将注意力引回到腹部的起伏上。三分钟呼吸空间是一种不受场地限制、灵活简便的正念训练，因此又被称作"迷你冥想"，它作为一种思维训练方式，能够使个体学会以更加清晰的态度和负面情绪共处，但并不对负面情绪进行干预处理。它要求在练习时闭上眼睛、坐着挺直后背，将注意力集中在腹部的呼吸起伏，并询问自己当下的知觉体验，逐渐将注意力从腹部扩展到表情和姿势，直到觉察全身的感觉。这种训练会使参与者发现自己比以前更容易集中注意力，有效地培养了自己觉察的内在能力。当心理感受到焦虑消沉、身体出现疼痛不适的时候，可以应用这种方式观察自己的身心状态。

（3）正念冥想

参与者处于安静的环境中，觉察脑海中出现的思维、念头、情绪、冲动等，并体验它们产生和消失的过程，重点在于关注当下的心理体验，客观地接纳，不批评、不排斥。逐渐做到在消极情绪出现时，能够客观觉知并及时做出合理的反应。

（4）步行冥想

步行冥想又被称为“运动的冥想”，参与者在觉得舒适的环境中，采取最自然的方式行走，观察脚部和地面之间的接触、手臂的感觉以及身体摆动的感觉，集中注意力在自己行走的每一步上。整个过程要求参与者不带有任何目的性，不需要对当下的体验做出任何价值判断，并且排除周围事物对于自己的干扰，只关注眼前的行走过程，体会“活在当下”的感觉。我们要指导参与者留意脚的每个动作，例如抬起、向前移动及落地，感受脚掌每一个部位触及地面的感觉，注意行走时身体的移动及双手的摆动。通过这个运动培养参与者对身体的细致觉察。

（5）正念瑜伽

由一些简单的拉伸动作和相应的巩固练习组成，将正念中如实观察的技巧融入瑜伽练习中。它要求参与者集中注意力去观察自己的呼吸，将每个瑜伽动作进行得尽量轻柔缓慢，在这个过程中观察自己的身体感受，觉知每一个瑜伽动作会带来的身体反馈是什么。在练习时把觉察带入呼吸、运动、姿势、思维和情绪中，既包括对呼吸的节奏起伏和身体的放松感受，又包括对脑海中涌现的想法和事件进行完全客观的识别状态。

（6）正念内省

通过感觉内在的身体和心灵，进行正念内省，允许任何想法、情绪或身体感觉的波动，而不去在意它们。

42.乳腺癌术后怎样缓解睡眠障碍?

睡眠障碍是指以入睡困难、睡眠维持困难、过度睡眠、睡眠中出现异常行为、睡眠和觉醒节律性交替出现紊乱等为表现的一类睡眠相关的临床综合征。根据2013年美国出版的《精神障碍诊断和统计手册》第五版，睡眠障碍包括失眠障碍、过度嗜睡障碍、睡眠–觉醒节律障碍及异态睡眠（如梦游、夜惊、梦魇、药物所致的睡眠障碍）等类型。失眠是睡眠障碍中最常见的主诉和症状，是指尽管有合适的睡眠机会和睡眠环境，依然对睡眠时间和（或）质量感到不满足，并且影响日间社会功能的一种主观体验。主要表现为入睡困难（儿童和青少年入睡时间大于20分钟，中老年人入睡时间大于30分钟）、睡眠维持障碍（整夜觉醒次数≥2次）、睡眠质量下降和总睡眠时间减少（通常小于6小时），同时伴有日间功能障碍（如疲劳、情绪低落或激惹、躯体不适、认知障碍等）。

（1）乳腺癌术后睡眠障碍的影响因素

乳腺癌术后患者普遍存在睡眠障碍，其发生率高达88.34%。乳腺癌术后患者睡眠障碍的相关因素包括生理、环境、疾病与治疗、心理与人格、社会支持与应对方式等。生理因素中年龄及生理变化时期与睡眠障碍相关，研究表明，中青年女性患者更容易发生睡眠障碍，围绝经期患者常伴有夜间频繁觉醒。环境因素中术后强迫体位、心电监护报警、睡眠环境改变等会导致机体处于应激状态，从而影响睡眠质量，成为睡眠障碍发生的潜在诱因。疾病与治疗因素中手术创伤、恶心、疼痛管理不足、放疗、内分泌治疗等引起的急、慢性疼痛与睡眠障碍呈双向作用，同时疼痛强度则与睡眠障碍的严重程度呈正相关。心理因素中紧张、压力、恐惧、焦虑、烦躁等情绪是乳腺癌患者疾病过程中无法逃避的不良情绪，这些心理因素随着程度不断加重与乳腺癌患者睡眠障碍形成了恶性循环。人格因素中睡眠障碍与乳腺癌患者人格特征的开放性呈负相关，与适应性呈正相关，即敏感、忧虑、警觉和高度紧张者，睡眠质量相对较差；好奇、自由和兴趣广泛者，睡眠质量相对较好。社会支持与应对方式中接受较少教育、缺乏社会支持、采用屈服应对方式的乳腺癌患者，报告存在较多的睡眠障碍问题。

（2）乳腺癌术后患者睡眠障碍的评估方法

主要包括患者的病史采集、睡眠日记、睡眠相关量表评估以及实验室测量等方法。医护人员应详细了解患者的情况，包括睡眠情况、睡眠期间的活动、睡眠习惯、对日间的影响、治疗史、基础疾病史等；并结合客观及主观评估工具进行睡眠评估。常用的客观测量方法包括多导睡眠监测、活动记录仪等，其中多导睡眠监测是检测睡眠和清醒状态的金标准。常用的主观评估方法包括睡眠日记及主观量表评估。睡眠日记是对主观睡眠感的"客观"评估方法，由患者本人或家人协助完成，需记录2周内的每日上床时间、觉醒时间、实际睡眠时间、夜间异常症状、受影响的自我体验等。量表评估主要包括睡眠质量评估（如匹兹堡睡眠质量指数量表、失眠严重程度指数量表等），一般睡眠/失眠情况评估（如失眠治疗接受量表等），睡眠卫生评估（如睡眠行为问卷、睡眠卫生意识和习惯量表等），与睡眠相关的情绪状态评估（如焦虑自评量表、抑郁自评量表、心境状态轮廓量表等），思睡状态评估（如Epworth思睡量表）等。其中匹兹堡睡眠质量指数量表是目前应用最为广泛的评估量表。

（3）乳腺癌术后患者睡眠障碍的干预策略

目前，乳腺癌术后患者睡眠障碍的干预策略一般从睡眠问题的影响因素入手，主要包括药物治疗和非药物治疗。

①药物治疗。

药物治疗是临床最常用的治疗睡眠障碍的方法。如果乳腺癌患者术后引起睡眠障碍的原因明确，又伴随其他身体或心理不适症状，应积极进行治疗缓解症状，必要时可短期应用安眠药物，但不建议长期使用。目前常用的镇静催眠药是苯二氮䓬类药物及非苯二氮䓬类药物。其他药物还包括褪黑素、抗抑郁药物、抗组胺药物等，其中褪黑素改善睡眠障碍的有效性需进一步研究证实。

②非药物治疗。

认知行为疗法是目前临床针对失眠应用最为广泛的一种心理疗法，最常用的方法包括刺激控制疗法、睡眠限制疗法、睡眠卫生教育、放松训练疗法和认知疗法。认知行为疗法能够帮助患者形成规律的生物钟、建立自动识别错误思维的能力、纠正错误的观念和看法、克服焦虑抑郁情绪，从而改变患者对睡眠的认知结构，最终改善睡眠障碍。近期的一项荟萃分析结果显示，认知行为疗法可能成为改善乳腺癌康复期患者睡眠情况的最佳干预方法。此外，国内有学者指出，先使用认知行为疗法结合药物治疗的方法，再单独使用认知行为疗法，可以产生更长期的治疗效果。尽管认知行为疗法能有效改善乳腺癌术后患者的睡眠质量，但因需要专业人员进行长期的每周干预，导致其在临床工作中的实施有所限制。

运动疗法根据患者运动时有无医护人员的持续性监督，通常可以分为非监督性运动和监督性运动两种模式，可考虑自身主观兴趣及执行依从性，制订有效的运动激励策略，从而积极参与及正确执行运动锻炼方案。其中，非监督性运动主要指患者在家中或社区中进行的运动锻炼。目前，临床开展的运动干预方式主要包括有氧运动（包括游泳、健身操、骑自行车、步行等）、抗阻运动、瑜伽、冥想等，这些运动在缓解疲劳感和嗜睡感的同时，可以改善睡眠障碍、延长睡眠持续时间。有研究证明，在放疗期间开展为期12周、每周2次、每次1小时的抗阻运动，能有效改善治疗期间的睡眠问题，且此干预对于睡眠质量的意义可以延续至干预后的数月。瑜伽、太极对乳腺癌术后患者睡眠问题的益处已被证实。

（4）耳针（压）疗法

该方法是中医针灸疗法中的重要方法，其操作简便、起效快速且不良反应较小。目前，越来越多的研究者应用此方法改善乳腺癌术后患者的睡眠问题，并取得较为理想的效果。有研究指出，耳穴贴压、穴位贴敷以及经络艾灸疗法，可以疏肝理气、镇静安神，有效改善了乳腺癌术后患者的睡眠质量。具体方法是在患者术后返回病房时，护士采用点法、揉法、对压法、直压法等手法对耳穴神门、肝、脾、胃、皮质下五穴进行按摩，每次2分钟，每日2次，连续3天。

43.怎样缓解肿瘤放、化疗后的食欲减退?

食欲是一种主观感受，受下丘脑弓状核、脑孤束核的中枢神经递质及外周激素的共同调节。食欲减退是肿瘤患者常见症状之一，可导致摄食减少，引起营养状况及机体免疫力下降，从而影响治疗效果和耐受性，增加了肿瘤患者不良反应的发生风险。肿瘤患者在接受手术或放、化疗后，营养不良较为普遍。因心理打击及放、化疗药物的不良反应，引起不同程度食欲减退、恶心、呕吐、腹胀等胃肠道反应，继而导致营养摄入减少，从而影响机体代谢，进一步加重营养不良的程度及发生率。食欲减退除表现为厌食外，也包含有早期饱腹感、味觉嗅觉改变、食物偏好改变或遇到特定食物时感到“恶心”等。“早饱”并没有统一的定义，既往研究中对“早饱”的定义主要包括“能快速填饱肚子”“腹部饱胀”“容易产生饱腹感但食欲很好”等。与厌食相比，“早饱”常常被医护人员和参与者忽视。评估患者属于厌食或“早饱”，对于对症选择相应的药物治疗和干预方式有很大意义。

（1）食欲减退的影响因素

①生理因素：肿瘤导致的机械性进食障碍是造成参与者食欲减退的主要原因之一，机械性进食障碍主要出现于头颈部肿瘤及消化道肿瘤患者，其原因包括咀嚼吞咽障碍、胃肠道梗阻、腹水或肿瘤占位导致的胃内容量减少。肝癌导致的肝功能障碍会引发患者食欲减退，原发性脑肿瘤或脑转移患者可由于脑部肿瘤压迫下丘脑产生中枢性食欲减退。另外，肿瘤引发的疲劳、疼痛以及肿瘤细胞的代谢产物乳酸、酮体也可引起患者出现恶心、食欲下降。

②心理因素：肿瘤的发生通常会使患者出现一系列的负面情绪，包括悲伤、愤怒、沮丧、不确定、恐惧、绝望、无助等。这些情绪导致的心理压力可诱发机体应激反应，释放出一系列炎症因子引发代谢紊乱影响进食。同时，对于部分已发生食欲减退的患者而言，饮食通常会与生存功能相关。严重的可见食欲缺乏和体质量减轻，会给患者带来负面信号，患者会产生离死亡更接近的负面想法，多种因素增加了患者的进食压力。

③治疗因素：抗肿瘤治疗如放疗、化疗的不良反应会影响患者的进食，头颈部放疗导致的口腔黏膜炎、口干、晨起唾液分泌减少等情况会导致患者进食的愉悦感降低，抗拒进食，从而降低食欲。化疗药物会导致患者发生味觉障碍，包括味幻觉（没有外部口腔刺激的味觉异常）、味觉倒错（特定刺激引起的味觉异常）、味觉恐惧（对特定口味的厌恶）、味觉减退、味觉亢进和味觉丧失，从而影响患者的进食欲望。化疗期间味觉障碍的发生率为50%～75%，女性患者味觉障碍常比男性严重，年轻患者味觉障碍多于老年患者。化疗患者通常会在经历了食物摄入后的恶心、呕吐而获得习得性食物厌恶。化疗期间的饮食指导也限制了患者对食物的选择，从而降低了食物的适口性。这些与治疗相关的因素相互作用改变了患者的口味，限制了食物摄入的多样性，从而弱化了患者食欲。

（2）食欲的评价方法

①食欲变化自我评估：要求参与者对30天食欲变化进行评估，将当前食欲与上个月的食欲状况进行比较，评定结果为增加、减少或不变，这是一个定性评估的方法。通常可以作为评估食欲时的第一个问题。

②视觉模拟量表（VAS）：可以用于记录参与者的主观感觉，评估食欲时使用。在VAS卡或绘制的线段上，0分一端表示完全没有食欲，100分一端表示食欲非常好，由参与者自行选择线上一点表示自己的食欲感受，分数越低提示食欲越差，在肿瘤参与者中分数小于70分（70毫米处）可界定为食欲缺乏，小于50分（50毫米处）为厌食。该量表简单、直观，适合快速评估以及跟踪食欲变化，而不是在特定的时间点诊断厌食，但需要对评估结果进行测量并手动登记数据，现可用电子产品进行直接输入评估。

在使用VAS时，要特别注意以下6点：

a.VAS的评估，必须要测量者（如医生或护士）用VAS卡或绘图的方法给出，而不能仅仅通过语言描述的方式让患者标记其食欲情况。

b.如果使用绘图法，VAS的绘制需要用直尺严格画出100厘米线段，或者电脑软件中设置输出100厘米的线段。

c.不可以对原版VAS卡或者绘制出来的100厘米的线段进行扫描复制。因为扫描复制的过程中，线段的长度会出现变化，使不同标注的结果之间的可比性将降低。

d.测量者需要用直尺，严格地计算出从“完全没有食欲”点到患者标记出的位置之间距离。简单地进行目测是不符合标准的。

e.测量者要了解，VAS的首次使用不成功应答率比较高（4%~11%）。特别是当文化程度较低的患者，或者抽象理解能力存在问题的患者使用时，需要测量者进行进一步解释。

f.由于VAS是连续评分，同位患者的多个VAS评分之间的变异率可能较高（可高达20%）。必要时，测量者需要参考患者的多个评分，对患者现有的食欲情况进行更客观的评估。

③肿瘤参与者食欲症状问卷（CASQ），是英国诺丁汉大学营养学教授通过一系列的研究证实，将营养食欲问卷进行改进形成了肿瘤参与者食欲症状问卷，可预测肿瘤患者体重丢失（表2）。该量表使用简单，操作与评价容易实施且具有较好的信度和效度，可用于科研和临床研究。2018年赵晓鹏等在其基础上进行汉化，问卷由12个条目构成，计分按原作者的计分方法。每一条目的A~E选项分别得分范围为0~4分，该问卷总得分范围为0~48分，总得分越低代表参与者食欲越差。

表 2 肿瘤参与者食欲症状问卷（CASQ）

序号	问题	选项
1	我的食欲	A.很不好 B.不好 C.一般 D.好 E.很好
2	当我吃饭时，什么时候就会有饱腹感	A.什么都没吃 B.只吃了几口 C.吃了三分之一顿饭 D.吃了半顿饭 E.吃完整顿饭
3	在吃饭之前，我会有饥饿感	A.极少 B.很少 C.有时 D.大部分时候 E.总是
4	我喜欢我吃的食物	A.从不 B.很少 C.有时 D.经常 E.总是
5	我目前的食量	A.一天不到一顿饭 B.一天一顿饭 C.一天两顿饭 D.一天三顿饭 E.一天超过三顿饭
6	我目前的加餐情况（除了正餐或代替正餐）	A.不吃零食 B.每天一份零食 C.每天两份零食 D.每天三份零食 E.每天超过三份零食
7	与我生病前相比，食物尝起来	A.远远更难吃 B.更难吃 C.差不多 D.更好吃 E.远远更好吃

续表

序号	问题	选项
8	我目前的味觉	A.完全没有味觉 B.有巨大变化 C.有中等变化 D.有轻微变化 E.完全没有变化
9	我在进食前或进食时感到恶心	A.总是 B.经常 C.有时 D.很少 E.从不
10	多数时间我的心情	A.很难过 B.难过 C.有时难过，有时高兴 D.高兴 E.非常高兴
11	大多时候我的精力	A.非常低迷 B.低迷 C.适度 D.充沛 E.非常充沛
12	大多时候我的疼痛	A.非常严重 B.严重 C.适度 D.轻微 E.非常轻微或没有疼痛感

④食欲缺乏 / 恶病质综合征治疗功能性评价量表与食欲缺乏/恶病质亚表（FAACT-A / CS）是由欧洲临床营养与代谢学会（ESPEN）认可的厌食症 / 恶病质诊断工具，该量表来源于评估慢性疾病患者生活质量的问卷FACT-G。该问卷包含问题用于评估身体健康7项、社会 / 家庭健康7项、情感健康6项、功能健康7项、与医生的关系2项。该表可以计算总分，也可以计算各子量表的单独分数，分数越高表明生活质量越好（表3）。该量表可以对厌食症进行定量和定性的诊断，每项分值使用李克特分级法对应0～4分，总分为0～48分，患者根据过去七天食欲情况在表中做标记，

分数越低表示食欲越差。计分标准由FAcIT手册提供。该量表建议针对肿瘤参与者总分≤37分为食欲缺乏，小于24分可考虑存在厌食症。

表3 食欲缺乏/恶病质综合征治疗功能性评价量表与食欲缺乏/恶病质亚表（FAACT-A / CS）

序号	问题	选项				
		完全不	很少	有点	相当多	非常多
1	我的食欲好	0	1	2	3	4
2	我吃饭的量足够满足我的需求	4	3	2	2	1
3	我担忧我的体重	4	3	2	2	1
4	大部分食物对我来说都不好吃	4	3	2	2	1
5	我关心我看起来多瘦	4	3	2	2	1
6	我一尝试吃东西就食欲减退	4	3	2	2	1
7	我吃油腻食物有困难	4	3	2	2	1
8	我的家人或朋友迫使我吃东西	4	3	2	2	1
9	我一直在呕吐	4	3	2	2	1
10	我吃饭很快就饱腹	4	3	2	2	1
11	我的胃部有疼痛感	4	3	2	2	1
12	我的健康情况在提升	0	1	2	3	4

⑤简易厌食问卷（SAQ）用于检测厌食的存在及其变化。肿瘤患者的厌食常伴有多种其他症状，如口干、便秘和早期饱腹感。早期饱腹感是癌症的预后因素，但SAQ无法进行评估，因此不推荐使用SAQ作为“早饱”的筛查工具。随着参与者生存期的延长，包括食欲改善的可能性，SAQ中的问题可修改，更便于在临床测试以及预测生存期中的使用，以提高范围上限来对参与者进行食欲纵向追踪。

⑥简化营养食欲评估表（SNAQ）包括4个条目，各条目分为5个等级，总得分范围为4～20分（表4）。SNAQ可预测社区人员及养老院老年人的体质量下降，当研究对象为社区人员时，SNAQ得分小于14分可提示其食欲较差。

表4 简化营养食欲评估表（SNAQ）

序号	问题	选项
1	我的食欲	A.很不好 B.不好 C.一般 D.好 E.很好
2	我吃饭时	A.吃很小一口会有饱腹感 B.吃三分之一顿饭会有饱腹感 C.吃半顿饭会有饱腹感 D.吃（接近）一顿饭会有饱腹感 E.我很少饱腹
3	我通常感到食物	A.很难吃 B.难吃 C.一般 D.好吃 E.很好吃
4	我通常每天吃	A.少于一顿饭 B.一顿饭 C.两顿饭 D.三顿饭 E.多于三顿饭

（3）食欲减退的干预措施

①饮食或营养干预

饮食方式：肿瘤治疗会引发患者味觉及嗅觉改变，为了增加肿瘤患者的食物摄入量，需要考虑选择合适的烹调方法及食物的适口性。研究发现，在肿瘤治疗过程中，口味温和、平淡、质地柔软的食物（如水果、凉的菜肴）更受肿瘤患者的偏爱。过热和辛辣的食物会引起口腔溃疡和喉咙灼热感，肉类的腥味、重口味食品、油炸食品或过于浓郁的奶制品容易引起恶心。针对患者不同的食欲减退症状，应采用相应的饮食护理对策以预防由于食欲减退所导致的营养摄入不足。“早饱”的患者可采用少食多餐、小口进食的方式，勿过饱、过饿，可随身准备食物在饥饿时随时进食；饮食搭配优先选取高营养密度且患者偏爱的食物，正餐选择固体食物，正餐之间可补充有营养的液体食物，减少胃内的饱胀感；营造舒适的进餐环境，如干净整洁的环境，轻松的音乐，避免处于高温、通风不良或有油烟味的环境。口干的患者宜选择质地松软、湿润或含有汤汁的食物，或食用酸甜口味的食物刺激唾液的分泌。进食困难或进食疼痛的患者可选择易于咀嚼且细碎的食物，可使用吸管摄取流质食物，餐后漱口。视觉食物线索可促进食欲行为相关神经活动加强，因而观看食物相关的视频影像、图片或是声音对患者造成的感官刺激会带来促进食欲的效果。

口服营养补充剂：锌是维持和修复味蕾的重要元素。锌影响味觉蛋白的合成，增加唾液中的钙浓度。锌的摄入有助于修复患者的味觉异常，从而增进食欲。锌普遍存在于肉类、谷类、豆类以及牡蛎等天然食品中。生姜含有锌和6–姜烯酚等有效化学成分，有益于食欲的促进。目前，生姜已被证明在减少因化疗引起的恶心、妊娠剧吐和术后恶心等方面具有积极的胃调节作用。鱼油中含有长链多不饱和脂肪酸、二十二碳六烯酸（DHA）和二十碳五烯酸（EPA)，能够干扰炎性细胞因子合成，因此可对癌性厌食发挥治疗作用。

营养咨询：食欲减退会导致患者发生营养摄入不足，更容易引发癌性厌食——恶病质。营养咨询作为一线营养干预措施，旨在为患者提供营养知识，从而使饮食习惯发生持久的改变，维持良好的营养状况。营养咨询的内容主要涉及静息能量消耗、生活方式、疾病状态、当前摄入量、食物偏好和症状。护士可以通过咨询为患者指定食物的类型、数量、用餐次数、用餐频率以及每日所需的能量／蛋白质总量；解答有关治疗中可能出现的营养饮食问题，例如如何将治疗的不良反应降至最低；提供高能量食物和快速简便的烹饪理念，以保证充足的能量和蛋白质摄入，实现营养目标。营养建议应尽可能接近患者日常的饮食模式、食物类型、食物量和全天进食频率。护士主导的营养咨询可以通过传达营养建议，促使患者改变饮食习惯，适应自身营养需求的改变，从而增强患者对饮食问题的自我管理、改善患者的营养摄入、生活质量和体质量，以防止营养不良及恶病质的进一步进展。

②中医药护理干预

近年来，临床中医药护理干预在肿瘤相关食欲减退的对症治疗护理方面取得了一定的进展，主要方法包括重要穴位贴敷、穴位按摩、艾灸、耳穴贴压等。中药敷贴、穴位按摩等方法作为中医外治法的特色技术有着无创伤、简单易行的优势，较西医疗法相比，中医药干预有着起效快且不良反应小的优势。中医学理论认为，化疗药物多为苦寒伤胃之品，易损伤脾胃阳气，致胃失和降，胃气上逆，导致食欲减退，而中药贴敷及穴位按摩依据经络学说，通过刺激腧穴，达到温经通络、和胃理气、胃气下降的功效。一般针对食欲减退，中医贴敷或穴位按摩取穴一般选取神阙、中脘、足三里及内关。选取穴位部位用指腹以顺时针方向轻轻按压并旋转，力度以患者感到酸、麻、胀、疼、热且能忍受为宜，按压3次/天，每次3～5分钟。贴敷及穴位按摩时间均于化疗前1天开始，持续至化疗结束后1天。

③运动及体力活动干预

定期的体育活动和运动训练可以通过增加机体的能量消耗，提高胰岛素和瘦素的敏感性，改善血压、血脂和代谢来增加患者食欲。建议65岁以下的成年患者，结合自身情况，每周进行150分钟的中等强度运动，或75分钟的高强度有氧运动，每周进行2次力量性训练。

④心理社会支持干预

调查显示，超过52%的患者会为体质量减轻和（或）饮食量下降感到担忧。越来越多的研究发现，心理社会因素的干预不仅有助于缓解体质量减轻和厌食带来的心理痛苦，同时也会影响症状本身。

44.乳腺癌术后患者怎样重拾自信心，提高婚姻生活质量？

不良的社会、心理因素不但会扩大和加重乳腺癌患者的各种躯体症状，而且还会明确地影响治疗效果。婚姻质量是社会、心理支持的重要组成部分，良好的婚姻关系可以通过提高对个体生活事件的应对和顺应能力来起到对健康的保护作用。乳腺癌根治术后患者的生活可能出现诸多问题：家庭收入减少，支出增加；夫妻双方心理负担加重；性生活不和谐；社交范围受限；个人形象改变，对配偶的性吸引力下降等。

（1）乳腺癌术后患者进行心理健康教育具有重要意义

研究表明，婚姻质量和疾病疗效呈正相关，拥有良好婚姻质量的乳腺癌术后患者，常常会得到较为满意的治疗结果。心理健康教育有利于提高乳腺癌术后患者的婚姻质量，促进家庭幸福。心理健康教育的主要内容为：帮助患者重建自信心；使患者保持良好的稳定情绪；减轻患者的心理压力；纠正错误观念，恢复正常性生活等。

（2）怎样做能重拾自信心，提高婚姻生活质量

①夫妻之间多沟通：患者与配偶可以通过书面或者口头的方式表达对乳腺癌的想法与感受，建立夫妻之间积极的沟通模式，避免夫妻双方之间负性交流。建议咨询医务工作者、家庭婚姻分析师、心理医师，找出夫妻间存在的问题，分析根本原因，必要时进行认知和行为干预，减少患者人际关系敏感、焦虑、自卑、抑郁等心理问题，学会多种方法增加夫妻间情感的互动和交流，从而改善婚姻质量。

②进行体貌干预：乳房被切除后的患者失去了部分女性特征，躯体形象有所改变，较易自卑，对自我失去自信。乳房重建可以令患者在躯体形象方面能得到较好的弥补，改善外在形象，缓解患者心理上的压力。有条件者可以进行乳房重建来改善躯体形象；对于不符合条件者或者是不愿意接受者，建议佩带合身的义乳，并多和乳房重建术成功或佩带义乳的人交流，相互鼓励。同时可以通过塑造内在魅力来重建自信心，靠善良的心给他人带来幸福和快乐，从而受到大家的尊重与爱护。由于化疗会引起脱发，但只是暂时的，平时可以佩戴假发及帽子；术后患肢功能障碍及淋巴结水肿可以预防，患者及配偶可通过共同参与肢体主动及被动康复锻炼来进行改善。

③进行性康复指导及性行为干预：部分乳腺癌术后患者的性生活会比以前减少。有研究发现，有的乳腺癌术后患者因担心性生活会影响康复而停止性生活或减少性生活；有80%的乳腺癌参与者并不知道术后康复期间是否可以有性生活，大部分参与者表示“听别人说性生活会导致病情加重甚至会促使疾病复发”；有的患者担心丈夫可能对自己不感兴趣，很在意丈夫在性方面的需求与自己不一样，从而影响了性生活质量。其实，以上种种观念都是错误的，患者手术伤口愈合后即可恢复正常性生活。正常和谐的性生活不但不会影响治疗和康复，还有利于身心健康，缓解心理压力；而且有利于患者及早回归家庭与社会，利于夫妻情感交流，增加婚姻关系满意度，促进家庭稳定和谐。

④对于有生育计划的、年龄在35岁以下的青年患者，可定期进行复诊，做好产前检查。妊娠有利于改善乳腺癌，尤其是青年乳腺癌患者的预后，不必被焦虑、抑郁等负面情绪所负累。

45.乳腺癌术后重返工作岗位的重要意义是什么？

2008年世界卫生组织将癌症生存者定义为完成治疗后无瘤生存者。2013年《NCCN肿瘤学临床实践生存指南》指出，参与者从确定为癌症的诊断之日起，无论之后情况好坏，都被认为是癌症生存者。国外有学者将多数乳腺癌生存者（BCS）定义为：从确诊为乳腺癌开始直到生命结束这段时间的患者。我国通常把已完成常规治疗，进入随访期的乳腺癌患者定义为BCS。重返工作岗位是评估癌症生存者康复程度和生活质量的重要指标之一，对社会和个人的发展均有着重要意义。

乳腺癌术后重返工作岗位的意义

①对于社会而言，中国老龄化趋势会导致社会劳动力缺乏，癌症生存者再就业势必会缓解社会劳动力的短缺。

②对于生存者本人来说，重返工作岗位有利于促进其身心康复，提高生存者的生活质量。

第四节

健康管理

46.乳腺癌早发现、早诊断、早治疗的意义有哪些?

从全球数据来看，乳腺癌是国内外常见的恶性肿瘤，全球女性乳腺癌发病率为58.5/10万，严重威胁女性健康。乳腺癌由多因素共同作用，历经多阶段发展而形成。乳腺癌相关危险因素有哪些呢?

(1)不可改变的危险因素

①家族史：乳腺癌是女性最常见的遗传性肿瘤。

②基因突变：5%~10%乳腺癌的发生是由于遗传基因突变，其中*BRCA1/2*突变占20%~25%。

③性别与年龄：乳腺癌最常见于女性，但男女的患病率均在增加。中国女性的乳腺癌发病高峰年龄为45岁。

④乳腺良性疾病：非增生性疾病、非典型增生性疾病、无异型增生性疾病。

⑤致密型乳腺。

（2）潜在的可改变的危险因素

①生育相关的风险因素：初潮早，绝经晚，未经产，生育年龄大于35岁，生育后未哺乳，避孕药的使用。

②激素替代治疗。

③糖尿病。

（3）可改变危险因素

①肥胖。

②长期吸烟喝酒。

③射线暴露。

早期乳腺癌往往不具备典型症状和体征，不易引起患者重视，故未及时就诊。根据美国预防服务工作组建议，乳腺癌为适宜筛查的乳腺肿瘤之一。2009年我国启动“两癌筛查”（宫颈癌和乳腺癌），2012年启动城市癌症早诊早治项目（包括乳腺癌）。通过研究发现有效的筛查可使乳腺癌的病死率降低20%。

47.乳腺癌筛查方法有哪些呢？

（1）乳腺自我检查：定期的乳腺自我检查。

（2）临床乳腺查体：由临床医生进行乳腺和腋窝的视诊及触诊。

（3）乳腺影像检查

①乳腺超声：早期、敏感地检出乳腺内可疑病变。

②乳腺X线：在检出钙化方面有独特的优势。

③乳腺MRI：目前主要用于乳腺超声、X线的补充检查和基因突变携带者等高危人群的筛查。

我国乳腺癌筛查工作起步较晚，乳腺癌早期诊断率和生存率都明显低于欧美国家。2018年《柳叶刀》发表的报告中，中国乳腺癌患者5年生存率为83.2%。乳腺癌临床分期与患者预后直接相关，分期越晚，生存率越低。数据显示，早期乳腺癌临床治愈率可为80%～90%。

通过筛查发现早期乳腺癌，提高患者保乳率，尽量保留乳腺外形，减少患者的负面心理影响。越早期的乳腺癌越可能不需化疗，就避免了化疗的骨髓抑制、胃肠毒性、肾毒性、心脏毒性及脱发等不良反应。

尽早筛查并到正规医疗机构遵医嘱规范治疗，可提高生存率及生存质量，降低死亡率。

48.如何根据乳房变化判断是否需要就医?

乳腺疾病多数由患者自己发现，在乳腺疾病早期筛查中乳房自我检查效果显著，疾病检出率较高，建议推广使用。首先，对乳腺轮廓及形态进行观察，若存在红肿、橘皮样改变、浅静脉怒张等情况应及时就医；若乳晕颜色发生变化，且乳头有分泌物溢出，乳房出现不对称，扪及乳腺肿块等情况，应加强注意，到医院就诊。

乳腺疼痛也是许多女性就医的主诉，为门诊就诊的乳腺患者中频率最高的症状。乳腺增生症的疼痛多为慢性的临床过程，呈持续间断发生疼痛，月经来潮后乳痛可缓解但不消失，在许多女性中持续间断发生，直至患者绝经。疼痛多在Ⅱ～Ⅲ度需要药物缓解症状，一般不伴随躯体及精神不适症状，乳腺检查可触及不规则增厚块样改变、韧性压痛固定的结节、钼靶检查BI-RADS分级在1~3级，大多数需定期检查，与经前期综合症的疼痛区别见表5。

表5 乳腺增生症与经前期综合症乳腺疼痛的鉴别

鉴别点	经前期综合症	乳腺增生症
年龄	23岁±5.36岁	34岁±5.78岁
疼痛特点	经前2周左右，经期缓解消失	慢性的持续间断发生与月经无明显关系
疼痛评价	Ⅰ～Ⅱ度无须药物缓解	Ⅱ～Ⅲ度需药物缓解
躯体症状	多有出现	少量出现
精神症状	以焦虑多见	以抑郁症多见
体征检查	无增厚块及结节、无固定压痛	有增厚块及结节、有固定压痛
B超	腺体结构均匀	腺体结构紊乱
钼靶	无摄片指征	BI-RADS 1～3级需定期检查

49.有哪些检查能及早发现乳腺疾病？

乳腺疾病筛查工作需遵循以下顺序：①采集病史；②临床初步筛查（望诊、触诊）；③乳腺声光检查（超声、红外线）；④钼靶X线和MRI检查；⑤有创侵入性检查（组织病理）；⑥高危人群结果追踪。乳腺癌的平均倍增时间为3～6个月，高危人群复查时间以6个月为宜。

筛查原则：由简单到复杂，免费价廉项目优先，有创检查在后。选择适当的检查方法，力求方便依从、经济有效，以达到早筛查、早发现、早治疗的目的。

临床初步筛查我国女性乳腺以形小而致密型常见，乳腺临床触诊检查极易触及肿块。乳腺临床触诊在初步筛查中具有重要价值，是女性乳腺疾病筛查首选的方法，值得在普查中推广。乳腺临床触诊时应注意手法正确、时间充裕（每侧大于3分钟）。乳腺临床触诊具有经济、简便、依从性高的优点，但缺乏一定的准确性（如肿块的深度、性质），因此发现病变者还需做进一步的检查。

（1）红外线热像仪是把物体发出的不可见红外能量转变为可见热图像的仪器，热图像上面的不同颜色代表被测物体的不同温度。与乳房正常组织相比，乳房局部病变会导致局部代谢异常和局部温度差异，通过红外线热像仪检测形成乳房热图像。红外线热像仪的优点是无创、无污染、简单经济、快捷实用、高效率、易于普及。检查时间为10～15 分钟，可为早期诊断提供信息。其缺点是：测定结果易受外界环境因素影响，假阴性或假阳性率较高，临床上尚无精准的定量评价标准。红外线热像仪仅是彩超、X线、MRI等形态诊断方法的补充。

（2）乳腺血氧功能影像检查仪的血氧分析功能在一定程度上反映了组织代谢状态，显著提高了诊断分析水平。与X线相比，其优势在于无辐射，可重复检查。乳腺血氧功能影像检查仪适用于大范围乳腺疾病筛查，能较早发现乳腺癌，在普查中具有很高的应用价值。

（3）可视化触诊成像诊断系统（Sure touch）。乳腺Sure touch是一个独特的数字感觉装置，利用电子触诊成像技术，将一个具有高度敏感性的、由192个微型压力传感器组成的触觉阵列感受器安装在一个手提探头中，通过探头寻找出不同于正常乳腺组织硬度的病变，探测肿块的软硬度，压力传感器同时记录反作用力的机械测量值，即压力信号转换为二维和三维数字信号，并用不同的彩色信号成像，捕获触觉图像，可测出乳房病灶的大小、形状和硬度等重要参数。Sure touch是一种新兴的乳腺检查手段，在应用上具有及时、有效、准确、无放射性、费用低廉、操作便捷易学的独特优势。Sure touch检查乳腺疾病的检出率为67.5%～81.3%，诊断乳腺良恶性疾病的准确度为80%。同时与X线、超声及MRI比较，Sure touch的灵敏度显著高于X线，但特异度及准确率低于超声及MRI。这可能与样本大小、检查结果判定标准、仪器性能以及操作人员专业技术等有关。总之，Sure touch在乳腺疾病检查方面具有较高的阳性检出率，对乳腺良、恶性疾病的诊断也具有很高价值，值得推广普及。

（4）彩色多普勒超声检查可显示乳房肿块结构以及肿块与周围组织的解剖关系，能区别囊性或实性病灶，可做出正常、可疑、良性及恶性病变的诊断。彩色多普勒超声具有准确度高、定位准确、实时无创、经济、简便易行等优点，且依从性高，受检者易于接受。随着我国国民经济水平的不断提高，彩色多普勒超声在基层卫生院和社区医疗服务中心已得到广泛普及，也逐渐成为女性乳腺疾病筛查的主要手段，乳腺疾病超声检查的阳性率为60.2%～74.67%。有学者通过与X线摄影比较，发现乳腺彩色超声可准确区别囊性和实性病变，其诊断囊性病变的准确度可达100%；而对于孤立结节性乳腺小纤维腺瘤或乳腺瘤样增生，乳腺彩色超声的灵敏度高于X线摄影，但超声不能显示乳腺癌病灶中的微小钙化，对小于1厘米的乳腺癌不易做出明确诊断。X线摄影在发现细小沙粒样钙化方面优于超声检查，对于可疑病变，需联合乳腺X线摄影检查，以减少漏诊和误诊。但欧美国家乳腺癌筛查很少采用乳腺超声，是因为西方国家女性乳腺多为脂肪型，而我国女性乳腺以致密型多见。

（5）乳腺X线摄影是依靠组织吸收X线量的多少而成像，具有较高的准确度，在乳腺癌筛查方面具有优势。X线摄影不但可以发现早期乳腺癌，而且还能发现临床未触及肿块的乳腺癌，尤其是以钙化点为主要表现的乳腺癌，是其他检查手段所无法替代的。目前，X线诊断已成为乳腺科专家公认的快捷、有效、可靠的诊断方法。X线检查的特异度较好，但灵敏度欠佳，通过与超声比较，发现X线摄影对致密型腺体组织中的肿块不敏感，在腺体非常致密时，其灵敏度下降超过40%。而欧美国家女性乳腺多为脂肪型，因此其乳腺癌筛查多采用乳腺钼靶X线摄影。由于X线有放射性，是乳腺癌的高危因素之一，且10～19岁及哺乳期时，乳腺对放射线最敏感，尤其是40岁以下的年轻女性，均可提高乳腺癌发生的危险性。另外，基层卫生院和社区医疗服务中心通常不具备乳腺X线摄影条件，其检查费用也高于超声，因此X线检查不作为乳腺疾病筛查的常规检查。

（6）MRI检查具有良好的软组织分辨率，可显示乳腺内正常结构及病变的信号强度。2007年，美国癌症协会发布的乳腺癌筛查指南中提出将MRI作为乳腺癌高危人群筛查的影像学检查方法。MRI与乳腺X线摄影一样，主要针对高度可疑乳腺癌患者，不适宜常规乳腺检查。MRI的不足之处是检查费用昂贵、技术要求高，所以难以推广普及。

（7）组织病理检查

①穿刺活检：细针穿刺细胞活检。其优点是操作简单快捷、安全性高，但假阳性率高，且取材量不足，临床使用率不高。

②空芯针穿刺活检：应用最为广泛，其标本量充足，对乳腺疾病的诊断具有较高的准确率，对乳腺癌的早期诊断、指导治疗、判断预后具有重要的临床意义，并且具有创伤小、操作简单、瘢痕小等优点。空芯针穿刺活检技术可以作为可疑乳腺肿块常规检查。

③真空辅助抽吸活检：价格昂贵，普及率不高。对于临床触不到的肿块和有钙化灶的肿块，真空辅助抽吸活检确诊率明显优于空芯针穿刺活检，而且未来有广泛应用的趋势。

④手术切取肿瘤组织活检：俗称门诊手术活检，多用于术前高度怀疑恶性肿瘤的患者，其切取部位准确，标本量充足，病理诊断准确率更高，可为后续拟进行的手术方案提供更有力的依据。与穿刺活检相比，手术切取活检损伤和瘢痕较大，操作不够便捷，依从性低。组织病理检查作为侵入性有创检查，是乳腺疾病筛查的最后一道技术保障，也是乳腺疾病诊断的金标准，尤其是对于可疑恶性肿瘤。

（8）乳腺癌筛查。参照2021年《中国抗癌协会乳腺癌诊治指南与规范》开展。乳腺癌筛查是通过有效、简便、经济的乳腺检查措施，对无症状女性开展筛查，以期早期发现、早期诊断及早期治疗，参照表6，其最终目的是要降低人群乳腺癌的死亡率。

表6 对各年龄阶段的女性进行乳腺癌筛查的建议

年龄	乳腺癌筛查建议
20～39岁	不推荐对非高危人群进行乳腺筛查
40～49岁	适合机会性筛查[1] 建议每年1次乳腺X线检查。推荐与临床体检联合进行。对致密型乳腺，推荐与B超检查联合进行
50～69岁	适合机会性筛查和群体普查[2] 建议每1～2年进行1次乳腺X线检查。推荐与临床体检联合进行。对致密型乳腺，推荐与B超检查联合进行
≥70岁	适合机会性筛查 建议每2年1次乳腺X线检查。推荐与临床体检联合进行。对致密型乳腺，推荐与B超检查联合进行

注：1.机会性筛查。指受检者主动或自愿到提供乳腺筛查的医疗机构进行相关检查。建议女性40岁开始定期进行乳腺疾病筛查，对于乳腺癌高危人群可将筛查起始年龄提前到20岁。

2.群体普查。指社区或单位有组织地为适龄女性提供乳腺筛查。群体普查暂无推荐年龄。

符合以下情形之一者，即为乳腺癌高危人群：①有明显的乳腺癌遗传倾向。②既往有乳腺导管、小叶中重度不典型增生或小叶原位癌患者。③既往有胸部放疗史的患者。建议对乳腺癌高危人群提前开展筛查（40岁前），推荐每6个月1次。进行乳腺临床体检、B超、乳腺X线检查，必要时可行乳腺MRI检查。

50.怎样进行乳房自检?

提高人们的防病、防癌意识，鼓励掌握每月1次乳腺自我检查的方法，建议绝经前女性于月经来潮后7～10天行乳腺自我检查。这是乳房自检的最佳时间，此时雌激素对乳腺的影响最小，乳腺处于相对静止状态，容易发现病变。已绝经者可选在每月1日进行，这样不易忘记。乳房的自我检查中，“站着不如躺着”，平卧触摸法优于对镜自照法和淋浴检查法。原因是重力作用下，当我们站立的时候乳腺组织相对集聚在下半部分，重叠的腺体显得特别厚实，小肿块容易隐匿其中；而平躺时，乳腺组织相对平坦，厚薄不受重力影响。这样手检更容易检查出有意义的肿块。

(1)平卧触摸法

保持平躺体位，抬高一侧手臂至头顶，将小枕头垫在该侧肩下，并拢另一侧手四指，通过指端掌面对乳房进行检查，指腹在触摸乳房时应保持稳定缓慢的速度，按顺时针方向由乳房外围触摸至乳房内圈，在触摸时要认真仔细检查有无肿块及其他改变，避免遗漏。此外还应触摸腋下，观察是否存在淋巴结肿大现象，然后对乳头轻微挤压，若发现存在血性、浑浊或微黄色的液体溢出，应到医院就诊。

(2)对镜自照法

站在镜子前保持两手叉腰的姿势，对乳腺外形进行观察，后举高双臂过头顶，对乳腺轮廓及形态进行观察，若存在红肿、橘皮样改变、浅静脉怒张等情况应及时就医。若乳晕颜色发生变化，且乳头有分泌物溢出，乳房出现不对称等，应加强注意，到医院就诊。

(3)淋浴检查法

湿润的皮肤状态会提高乳腺问题检出率，用一指缓慢滑动，对乳腺及腋窝进行检查，观察是否有肿块存在，在检查时应并拢手指，对乳房轻轻按压，避免过度用力。

（4）自检触感

“嘴唇”：正常的乳腺组织柔软疏松，触感就像嘴唇 。

“鼻头”：小叶增生组织摸上去就像摸鼻头，有点韧性但很有弹性。

“额头”：最可怕的乳腺癌的肿块，摸起来就像额头，硬硬的且不易推动。

（5）乳房自检（乳房自检步骤见图13~17）

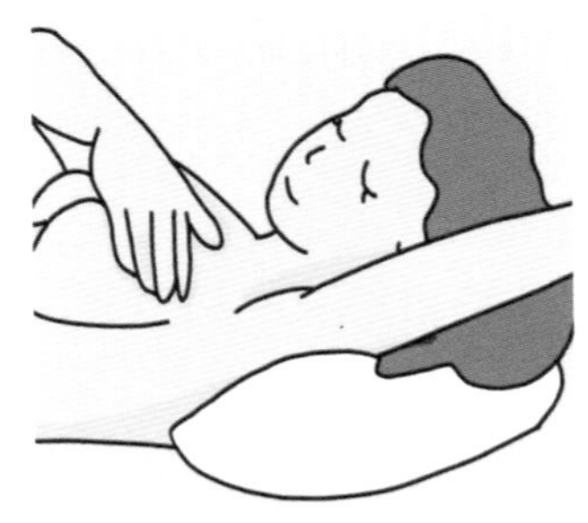

图13 乳房自检 步骤1

步骤1

抬起一侧手臂至头顶，用另一侧手指腹滑动检查乳房是否有肿块，触摸时稍微用力；如果乳房过大，可在肩下垫上一个枕头。以同样的方式检查另侧的乳房。

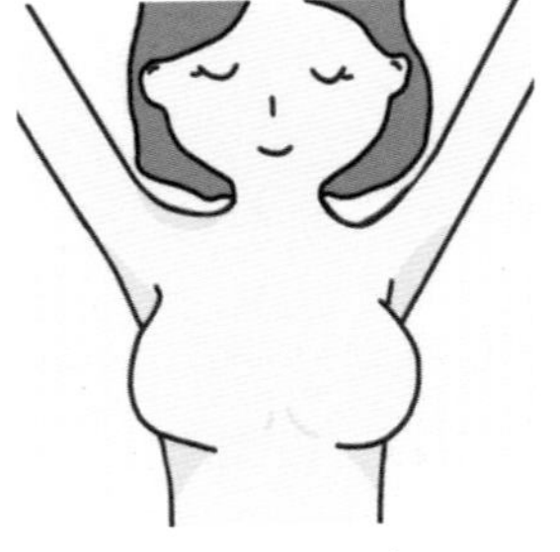

图14 乳房自检 步骤2~3

步骤2

正面观察两侧乳房是否对称，大小是否相似，两侧乳头是否在同一水平上。乳头是否有回缩、凹陷，有无有色液体流出。乳头、乳晕有无糜烂。乳房皮肤有无水肿、橘皮样变和红肿等炎性表现等。

步骤3

抬起一侧手臂看，乳房与腋下结合部有无异常，另一侧相同检查方法。双手举过头顶，身体转向一侧反复观察乳房的侧面。

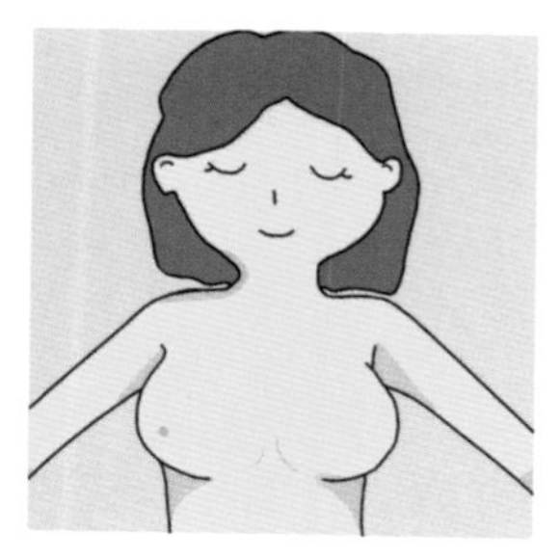
图15 乳房自检 步骤4

步骤4

双手平稳地叉在腰部，发力使胸部的肌肉紧张起来。然后进行观察，看乳房是否有不同以往的线条（如有异物突起）。

以下这些检查动作可在洗澡或淋浴时，用涂有沐浴露的手进行。

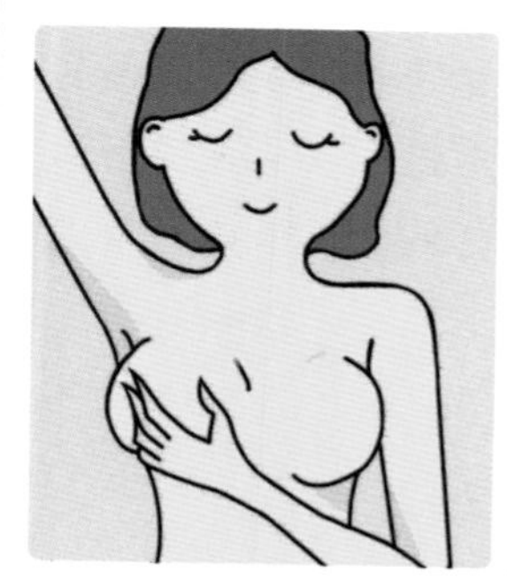
图16 乳房自检 步骤5

步骤5

一侧手臂抬起，另一侧手张开五指，用指腹掂掂乳房，检查是否有肿块。

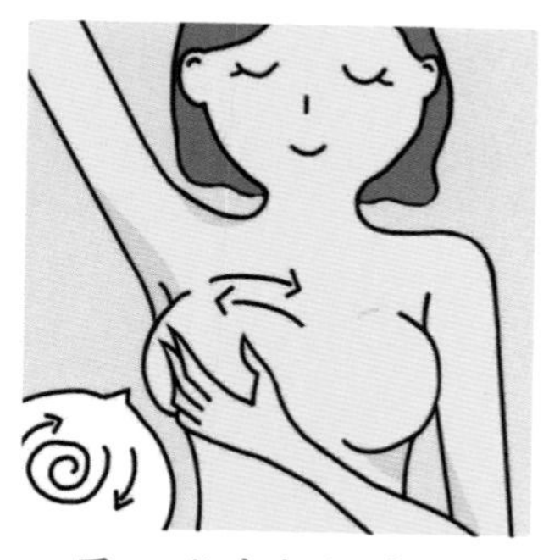
图17 乳房自检 步骤6

步骤6

手掌平伸四指并拢，用最敏感的示指、中指及环指指腹，以划圈的方式在乳房上滑动，先从内侧到外侧，再从外侧到内侧，检查有无肿块。

51.是不是所有的乳腺结节都可以通过自检发现?

乳腺结节虽然是我国女性发病率较高的症状，但治疗效果相对较好。临床初步筛查我国女性乳腺以形小而致密型常见，乳腺临床触诊检查极易触及肿块。认真接受筛查、进行自检，能及时发现问题，但自检无法发现所有的乳腺结节。一方面受限于乳腺结节的大小，另一方面受限于操作者的感知能力和操作技巧经验。自检在一定程度上可以增强女性关爱乳房的健康意识。

建议20岁以上的女性通过自己观察和触摸检查乳腺。20～39岁的女性每3年由乳腺专科医生检查1次乳腺，包括乳腺外部的观察与触摸；40岁以上的女性每年由乳腺专科医生检查1次乳腺，并进行1次乳腺超声检查，有条件的建议增加1次乳腺X线检查，做到早发现，及时到正规医院的乳腺专科或普外科就诊。

52.保健按摩可以消除乳腺结节吗?

乳腺结节是乳腺组织的形态学改变，属于一种临床表现，主要症状表现为乳房硬块，乳腺纤维腺瘤、乳腺增生症、乳腺癌等疾病均可出现乳腺结节，一般乳腺结节的特点为圆形或椭圆形，表面光滑，边界清晰。乳腺结节是最常见的乳腺疾病的表现之一，而治疗乳腺结节需要通过正规的对症治疗。按摩乳腺不能够根本消除乳腺疾病。乳腺的结节有可能是良性也有可能是恶性，如果是恶性的乳腺结节，通过暴力按摩会加速癌细胞的扩散和转移。所以，如果摸到自己的乳房有肿块，应重视起来，及时到医院进行治疗。

53.围产期如何进行乳房保健?

在围产期中，应注意乳房保健。可通过卫生宣教及早了解早期母乳喂养中常见的乳房问题及处理方法，从而保持乳房清洁、按摩乳房、佩戴合适乳罩及掌握正确的哺乳方法，为产后顺利哺乳打好基础。应重视产前乳房检查并学习正确的护理方法，提高早期母乳喂养成功率。

（1）乳房的清洁

女性怀孕期间，应避免过度清洁乳头，过度清洁乳头可能导致皮肤干燥，甚至可能会诱发湿疹或感染。在擦拭乳房时避免大力揉搓，以防过度刺激诱发孕妇宫缩和早产。

（2）乳头内陷的护理

及时纠正乳头内陷、扁平。乳头内陷者产后哺乳困难，严重者甚至无法哺乳，造成乳汁淤积、继发感染而发生乳腺炎。故乳头内陷者需进行特别指导，最好在孕期5～6个月的时候就开始设法纠正。在医生指导下每天用洁净的毛巾和温水清洗乳房，擦洗时用手轻轻将乳头捻出，乳头上的积垢可用润肤油涂抹软化后再用清水清洗。将油脂清除后通过拇指、示指对乳头和周边皮肤进行轻抚，提升皮肤韧性，避免产后皲裂。

（3）避免乳房刺激

妊娠期间避免对乳房、乳头过多刺激，禁止按摩乳房。特别是孕晚期，过多的刺激会诱发子宫收缩，导致早产、流产征象。

（4）乳房检查

孕产期做乳房相关检查，定期产检，排除乳腺肿瘤，可以降低围产期肿瘤增大及恶变的风险。若自检发现问题，请到正规医院乳腺科就诊，明确情况，尽早发现疾病，从而尽早予以干预。

（5）选择合适的内衣

在妊娠期孕妇乳房不断增大，选择大小合适且舒适性高的文胸将乳房组织托起，避免过度摩擦乳头。此外，合理选择文胸可保证乳房美观性，避免孕妇乳房下垂影响其心理状况。

围产期乳房保健干预能够有效预防产后乳腺炎以及乳头不良状况的发生，由此可见在围产期做好乳房保健十分关键。

54.什么时候是到医院做乳腺检查的最佳时机？

乳腺疾病是较为常见的妇科疾病，要想有效预防乳腺疾病，保证身心健康，其中非常关键的就是要能够做到早期发现、早期处理。可由于缺乏相关知识的了解，很多人认为这种疾病离自己很遥远，导致一些女性没有对此予以重视，没有及时就医，更谈不上疾病的预防。近年来，随着人们自我保健意识增强，定期到医院体检，可以较早发现问题，及时干预，避免酿成不可挽回的后果。

（1）乳腺检查最佳时间一般是在月经后5～7天，这时是乳腺腺体最容易发现疾病的阶段，在月经前做检查，腺体处于增生状态，小的肿瘤和微小疾病的发现就会被掩盖，所以乳腺检查时机很重要。检查通常包括专科医生进行查体、触诊、影像学检查。

（2）女性孕期乳腺检查：备孕前3～6个月前往正规医院乳腺专科门诊就诊。孕期按医嘱定期随访，通常建议妊娠3个月可复查一次乳腺彩超。

55.你具备患乳腺癌的高危因素吗？

乳腺癌是女性最常见的恶性肿瘤，发病率呈上升趋势，2020年其新发病例数已超过肺癌，成为全球发病率最高的恶性肿瘤。乳腺癌是一类多因素、多病因的恶性肿瘤，通常与以下几类或多类因素相关：

（1）年龄因素

年龄是个不可逆的乳腺癌高危因素，是影响乳腺癌发病率的最主要原因，其发病率随年龄的增大而增高。机会性筛查数据单因素及多因素分析均提示55~65岁受检者乳腺癌发生率较35～45岁者高，这与乳腺癌发病年龄规律吻合。既往研究表明，年龄相关的表观遗传变化可能在增加乳腺癌风险方面发挥作用。故对于年龄55～65岁女性，随着年龄增长，更应该关心乳腺癌风险，积极进行乳腺相关筛查。

（2）遗传因素

家族史是提示双侧原发性乳腺癌的重要高危因素，有二或三级亲属患乳腺癌者，其罹患双侧原发性乳腺癌的发病风险成倍增加。尤其是当患者第一原发癌诊断年龄≤55岁且直系亲属中含患有双侧原发性乳腺癌者，其10年内健侧患第二原发性乳腺癌的风险将会增加。

（3）不良的生活方式

有些长期从事办公室工作的女性坐多动少、缺乏锻炼、接触阳光少、长期熬夜、工作压力大，致精神处于应激紧张状态及精神压抑导致情绪的不稳定。生活不规律可导致机体内分泌紊乱，与乳腺癌发病有明显相关性。这些都是导致乳腺癌发病率升高的原因。

（4）不健康饮食

生活饮食不健康，长期食用不洁食品、高脂肪、高淀粉、高糖的饮食类型增加乳腺癌的发病风险。

56.怀二胎的高龄妇女怎样认知乳腺癌的高危因素？

我们都知道，妊娠对乳腺癌有远期的保护作用，但它本身可能会暂时增加乳腺癌风险。

据统计，在30岁以下的女性中，多达20%的乳腺癌与妊娠相关。但在50岁以下的女性中，非妊娠相关乳腺癌的风险随年龄增长而增加，仅有不到5%的乳腺癌与妊娠相关。

妊娠哺乳期乳腺癌是指在妊娠期间、女性妊娠结束 1 年以内及哺乳期内发生的原发性乳腺癌，占全部乳腺癌的0.18%～3.76%。

妊娠哺乳期乳腺癌的发病率不高，但是因为各种原因，妊娠相关乳腺癌分子分型较差，特别是在哺乳期诊断的女性，且确诊时已是晚期，严重威胁女性生命健康。

近年来随着我国女性生育年龄的推迟及乳腺癌发病的年轻化，我国妊娠哺乳期乳腺癌发病率呈升高趋势。

所以，对于要怀二胎甚至三胎，或首次妊娠年龄≥35岁的女性，做好孕前乳房健康评估及孕期乳房健康管理，尽早发现和诊断乳房疾病，尤其是妊娠哺乳期乳腺癌，就显得尤为重要。

为此，我们根据文献报道整理了一些会增加乳腺癌风险的因素，具有以下风险因素的女性需要增强乳房健康管理的意识。

（1）年龄增加——乳腺癌风险随年龄增长而增加。

（2）女性——乳腺癌在女性中的发生率是男性的100倍。在美国，每年分别有超过280 000例女性与不足3 000例男性确诊浸润性乳腺癌。

（3）良性乳腺疾病——良性乳腺疾病包括多种病理类型。其中，增生性病变（尤其是组织学异型性增生）与乳腺癌风险增加相关，包括普通导管增生、乳管内乳头状瘤、硬化性腺病、放射状瘢痕、腺瘤、纤维腺瘤和假血管瘤样间质增生，这些病变会使乳腺癌风险略微增至普通人群的1.5~2倍。

（4）致密乳腺组织——乳腺组织的密度反映了腺体组织和结缔组织（实质）相对于脂肪组织的含量。若乳腺X线摄片显示乳腺组织致密（通常定义为致密组织至少占整个乳房的75%），此时乳腺癌的风险就高于同年龄段致密乳腺组织较少或无致密组织的女性。

（5）初潮较早或绝经较晚——初潮年龄较早与乳腺癌风险较高有关。和13岁之前初潮相比，15岁或之后初潮者的激素受体阳性乳腺癌风险更低，激素受体阴性乳腺癌风险也更低。一项研究发现，初潮年龄每推迟1岁，乳腺癌风险就降低5%。此外，绝经年龄较晚会增加乳腺癌风险。

（6）未经产——未经产女性的乳腺癌风险高于经产女性。尽管分娩后女性头几年里得乳腺癌的风险高于未经产女性，但经产状态会在分娩后产生数十年的保护作用。

（7）首次足月妊娠年龄的增加——经产的作用也因首次足月产的年龄而异。妊娠较晚的女性更容易发生乳腺癌。

（8）乳腺癌个人史——浸润性或原位乳腺癌的个人史会增加浸润性对侧乳腺癌。

（9）家族史与基因突变——乳腺癌家族史阳性所致风险与有癌和无癌女性一级亲属的数量以及确诊年龄密切相关。

（10）饮酒——饮酒与乳腺癌风险增加有关。

（11）暴露于治疗性电离辐射——年轻时胸部暴露于电离辐射，如治疗霍奇金淋巴瘤或原子弹爆炸或核电站事故的幸存者，则乳腺癌风险增加。

综上所述，对于怀二胎甚至三胎，或首次生育年龄较大（≥35岁）的女性，更要注重乳腺癌高风险因素的排查，做好孕前详细评估、孕期全程管理，发现乳房问题，及时寻求乳腺专科医生的帮助，做到早发现、早诊断、早治疗。

57.乳房健康与高危因素是否需要在试管婴儿进入准备前评估呢?

我们常说的“试管婴儿”，其实就是指辅助生殖技术，包括体外受精和卵细胞质内单精子注射。随着这些技术的普遍开展，让很多无法自然受孕成功的女性当上了妈妈。

然而，这些技术，或多或少要用到一些激素类药物。众所周知，女性乳腺癌的发生与性激素有一些关联。这就让人不免担忧，试管婴儿技术会不会提高女性罹患乳腺癌的风险。

在UpToDate数据库《辅助生殖技术：妊娠和孕产妇结局》中特别提到，辅助生殖技术可能不会增加乳腺癌的长期风险，即使在携带*BRCA1*基因和*BRCA2*基因突变的个体中亦如此。

虽然，这项技术可能不会增加乳腺癌的长期风险，而且妊娠对乳腺癌有远期的保护作用，但是妊娠本身可能会暂时增加乳腺癌风险。

多篇我国关于辅助生殖技术的文章显示，做“试管婴儿”的女性平均年龄在30岁左右，甚至有超过40岁的。首次生育年龄或再次生育年龄普遍较大，这可能增加妊娠哺乳期乳腺癌风险。

对于准备进行“试管婴儿”的女性，我们建议常规行乳腺查体及彩超检查，如发现有异常，应转诊至乳腺专科医生，评估是否需要再进行“试管婴儿”流程前干预，以及了解后期定期随访复查的注意事项。

虽然以上建议尚无大型前瞻性随机对照试验的支持，但目前一些医院的乳腺科及生殖医学科基于临床经验，已经开展这种合作，希望更好地保障这一特殊时期的女性乳房健康。期待未来会有更多相关的临床研究数据支持。

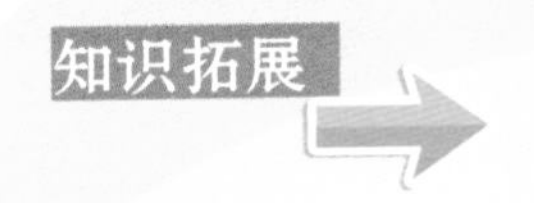

（1）UpToDate是基于循证医学原则的临床决策支持系统，是医生在诊疗时获取医学知识的主要资源，为医生提供基于循证医学原则且不断更新的信息。它整合研究证据并给出分级的推荐意见，这些意见都能够运用于临床实践。其中的专题内容都由医生撰写和编辑，他们恪守严谨的编辑流程并利用先进的专题发布平台，根据研究进展随时对专题内容进行更新，帮助UpToDate的用户及时掌握最新的循证临床信息。

（2）*BRCA1*基因和*BRCA2*基因致病性（有害）突变是最有可能引起乳腺癌和卵巢癌的遗传危险因素。虽然大多数乳腺癌和卵巢癌都是散发性病例，但约6%的乳腺癌和20%的卵巢癌由这些基因的致病性突变引起。

58.为什么呼吁做好备孕乳房健康教育和管理?

众所周知，妊娠哺乳期是女性乳房变化较大的特殊时期。一些乳房良恶性疾病临床表现，常常被人们误以为是“正常变化”，从而延误诊治，对女性健康造成威胁。

乳房之所以发生如此变化，是为了产后母乳喂养做准备。母乳被公认为是婴儿理想的天然食物，利于婴儿的健康、生长、发育和免疫系统的建立。母乳喂养不仅能为母婴提供短期、中期和长期的诸多健康益处，同时也具有重要的社会发展意义。然而，哺乳期乳腺炎及合并的母乳喂养问题是终止母乳喂养的重要原因之一。另外，一种常发生于非哺乳期的肉芽肿性乳腺炎，在妊娠期也偶有发生。

不论是哺乳期乳腺炎症还是肉芽肿性乳腺炎，都会给乳房带来损伤，可能影响母乳喂养。不过，它们毕竟是炎症疾病，对生命健康没有威胁，但是乳腺癌就不一样了。

我们都知道，妊娠和哺乳对乳腺有远期的保护作用，但妊娠本身可能会暂时增加乳腺癌风险。据统计，在30岁以下的女性中，高达20%的乳腺癌与妊娠相关。妊娠哺乳期乳腺癌是指在妊娠期间、女性妊娠结束 1 年以内及哺乳期内发生的原发性乳腺癌，占全部乳腺癌的0.18%～3.76%。

近年来，随着我国女性生育年龄的推迟及乳腺癌发病的年轻化，我国妊娠哺乳期乳腺癌发病率呈升高趋势。

备孕女性应做好备孕乳房健康管理，提高乳房健康素养，对于妊娠期、哺乳期可能发生的乳腺疾病做到心中有数，发现异常及时就诊，避免讳疾忌医，延误诊治。

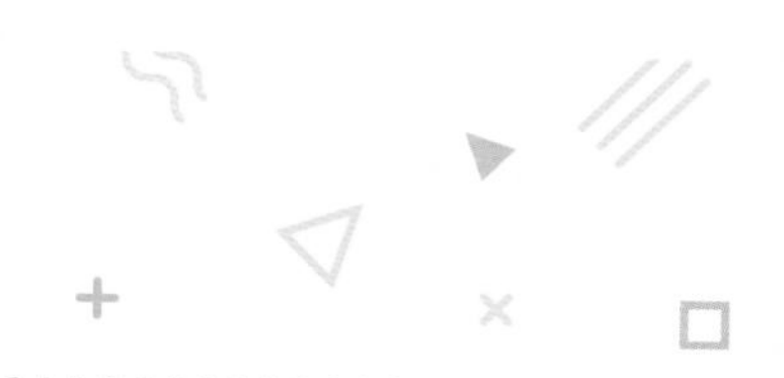

结合文献报道及临床经验，我们总结了以下5条建议，供大家参考：

（1）孕前常规行乳腺健康检查，包括乳腺专科医生查体和乳腺彩超检查，给孕前乳房一个基线评估，方便日后随访复查时参考对比。

（2）对于孕前检查发现的BI-RADS 4级以上的结节及时活检明确诊断。对于BI-RADS 3级的结节，要在乳腺专科医生的评估下，决定是观察随访，还是活检明确诊断。

（3）对于妊娠及哺乳期间，持续无法消退的无痛性乳房硬结，应进行全面检查，切勿自以为是增生或乳汁淤积而放任不管，或按摩刺激。因为妊娠伴随的乳房生理变化（如肿胀和肥大）使得体格检查更具挑战性、检查结果的解读更困难，因此，常造成妊娠期乳腺癌常延迟2个月或更长时间才得到诊断。如果对首诊医生的诊断心存疑虑，必要时可更换医院，寻求第二诊疗意见，以免误诊或漏诊。

（4）妊娠期或哺乳期女性还要警惕乳房炎性疾病，比如哺乳期乳腺脓肿、肉芽肿性乳腺炎等。所以，对于乳房出现疼痛并扪及肿块时，切勿使用暴力按摩，如果持续时间大于3天，及时寻求专科医生诊治。

（5）孕期可以通过相关书籍、孕妇学校、网络资源等渠道，做好有关母乳喂养的知识储备，找有成功母乳喂养经验的人员交流沟通，提高产后母乳喂养成功率。

最后，我们呼吁大家做好备孕乳房健康的教育和管理，对于乳房健康问题做到**早发现、早诊断、早治疗，安心备孕，安心哺乳**。

59.常喝豆浆，会导致乳腺结节吗？

豆浆和豆腐一类的食物都属于大豆制品，富含一种叫作“大豆异黄酮”的化合物，属于植物性雌激素，和我们由自身体内腺体分泌的内源性雌激素不是一回事。导致乳腺癌风险上升的，是我们人体产生的内源性雌激素。大量的研究表明，食用含有异黄酮的大豆食品可降低雌激素过高的浓度，减少雌激素的作用，不但有助于降低乳腺癌的发病风险，甚至还可能降低乳腺癌的复发风险。那么，通过平衡膳食可改变营养健康状况，有效预防慢性病，增强健康素质。坚持谷类为主的平衡膳食模式，每天摄入谷类食物200～300克，其中包含全谷类和杂豆类50～150克。大豆或豆制品成年人每日可摄入30～50克。豆腐可以吃，豆浆也是可以喝的。

60.什么是乳腺癌相关的基因检测？

乳腺癌是一组具有异质性的恶性肿瘤，目前传统的病理诊断和组织学分型已不能满足临床诊疗及预后评估的需要。乳腺癌的治疗已跨入精准医疗的时代，多基因检测使以分子分型为基础的乳腺癌诊疗策略更加精准和精细化。多基因检测是通过对特定基因表达进行检测，揭示了临床特定乳腺癌患者亚群的分子特征，能够辅助乳腺癌患者术后化疗、放疗及内分泌治疗的临床决策，避免出现早期乳腺癌患者治疗不足或过度治疗。

有一个著名的案例，美国著名女演员安吉丽娜·朱莉称：“我自身携带一个‘错误’的基因——*BRCA1*，这让我有87%的概率患乳腺癌，50%的概率患卵巢癌。”当她的母亲在与乳腺癌抗争十余年，于56岁时去世之后，她选择采取预防性措施，切除双侧乳腺，来降低未来患乳腺癌的风险。乳腺癌的发生是由多种因素综合导致的，如环境、激素水平、遗传因素等。大多数乳腺癌是散发的，只有5%～10%的乳腺癌具有遗传性。遗传性乳腺癌与散发性乳腺癌由于病因不同，诊断和治疗的方案也有不同，所以要区分遗传性乳腺癌与散发性乳腺癌以便于针对性诊疗和用药。随着基因检测技术的更新与进步，基因检测在临床上的应用逐渐广泛，人们通过基因检测技术发现遗传因素对一部分乳腺癌的发生、发展具有重要作用。目前发现关于乳腺癌的基因主要有*BRCA1*基因、*BRCA2*基因、*ESR1*基因、*TP53*基因、同源性磷酸酶-张力蛋白基因（*PTEN*）等。遗传性乳腺癌是乳腺癌的重要组成部分，基因突变则是遗传性乳腺癌的重要特征，其中最常见的基因突变是乳腺癌易感基因*BRCA1*、*BRCA2*的突变。

检测出乳腺癌易感基因是否就一定会得乳腺癌？未来随着二代测序技术的普及和检测费用的降低，基因检测也将越来越多的被用于临床。目前，可依据三代以内的乳腺癌家族史、亲属发病年龄以及已知基因突变的大数据，开发相关的风险模型来判断个体*BRCA*等突变的风险，进而评估遗传性乳腺癌的发病概率。乳腺癌70基因检测、乳腺癌21基因检测、乳腺癌28基因检测等多个乳腺癌多基因检测方案，可以将乳腺癌准确分型，评估预后及指导治疗。此外，利用血液循环游离DNA可以协助乳腺癌的早期筛查、治疗效果检测、生存和预后评价。

61.为了远离乳腺疾病，应怎样均衡营养与膳食?

患有乳腺疾病的患者，饮食应清淡、多吃富含维生素的新鲜蔬菜和水果，它们具有抗氧化功能，能防止乳腺疾病的恶性转化。据对照研究发现，乳腺增生症患者膳食结构和营养素摄入存在严重的不平衡，尤其是膳食纤维、维生素A、维生素B_2、维生素E这些对人体有益的营养素明显缺乏，而蛋白质摄入量严重超标，食盐摄入量也超过了国际卫生组织推荐的每人每日6克。同时对膳食结构、营养素摄入量与乳腺增生症发病相对风险分析结果显示，膳食纤维摄入量加大可降低乳腺增生症的患病风险；动物蛋白的过量摄入加大了乳腺增生症的患病风险。建议乳腺增生症患者在进行药物治疗的同时，多吃蔬菜、水果、粗粮和薯类等富含膳食纤维食物，控制肉类、食物油和食盐的摄入量。豆类是优质蛋白的良好来源，含有人体所必需的各类氨基酸，增加豆类的摄入可以获得优质蛋白，既可保证优质蛋白的供应，又可减少因动物蛋白摄入过多而增加患某些与营养相关慢性病的风险，从而帮助降低乳腺增生症的发病风险。

62.远离乳腺疾病，为什么要戒烟禁酒？

在各种不良生活方式中，吸烟、饮酒最为严重。世界卫生组织指出，吸烟在影响健康的前十大危险因素中居于第4位，饮酒是世界范围的主要公共卫生问题。据调查，因工作场所和公共场所环境中烟草烟雾暴露状况较严重，加上职业女性人际交往频繁，在外就餐聚会多，造成女性被动吸烟机会多、时间长。香烟烟雾中含有3 500多种化学物质，主要有稠环芳烃、亚硝胺等致癌物可对乳腺组织造成损害，从而导致患乳腺癌的危险增加。饮酒过量不仅损害人们的身体和精神健康，还可导致酒精中毒，全身代谢与脏器功能异常，从而引起或加重一系列疾病。长期的酒精摄入起到一定程度的致癌、促癌作用。随着每日饮酒量的增加，乳腺癌发病率有增加的趋势。

63.为了远离乳腺疾病，应怎样选择合适的文胸？

乳房由乳腺、脂肪组织、纤维组织和皮肤构成。乳房很柔软，是人体比较娇嫩的部位，文胸是支托、固定、覆盖和保护女性乳房的功能性衣物。那么，为了乳房健康，一定要选择合适、舒适的文胸。

文胸有良好保护作用，穿文胸可使乳房各方面受力均衡。它还可以支托乳房，使乳房血液循环通畅。文胸能保护乳头免受擦伤和碰痛，减少运动或劳动时乳房的震荡，防止乳房组织松弛下垂。文胸可弥补体形上的缺陷，使外形看起来更美丽。

首先，一定要正确选择文胸尺码，文胸过小影响乳房血液循环和供给，造成其缺血、痉挛、压迫乳房中淋巴结易导致乳腺增生；文胸过大无法起到支撑和保护作用，长期可诱发乳腺增生，因此要选择合适大小的文胸。其次，是文胸材质，选择纯棉、真丝面料和透气的文胸，尽量不要选蕾丝过多、化纤面料的文胸，纤维毛丝等材质很容易堵塞乳头导致乳腺导管增生，另外，不合格的内衣面料会释放有害物质。最后，尽量不要选择使用带有钢托的文胸，或者不要长期佩戴有钢托的文胸，佩戴时间长，会压迫乳房影响血液循环，使乳腺组织发生各种病变。

64.负面情绪对乳腺结节的发生有影响吗?

乳腺结节是女性常见的一种乳腺疾病的症状，常常伴随着涨痛、压痛、肿块以及不规则的月经等症状，给女性健康带来了不小的困扰。在日常生活中，我们会遭遇各种各样的负面情绪，如不安、恐惧、忧虑等，甚至有些人在心理上承受了很大的压力和焦虑。那么，这些负面情绪对乳腺结节的发生有影响吗？现从心理学和医学的角度探讨这个问题。

(1)负面情绪会让身体处于应激状态

心理学研究表明，负面情绪会让我们的身体处于应激状态。应激状态会导致雌激素合成和分泌异常，进而对乳腺生长发育带来不利影响。在应激状态下，人体会产生一系列生化反应，如分泌肾上腺素、皮质醇、肾上腺皮质激素等。这些代谢产物会影响人体免疫功能的正常运行，降低人体免疫力，导致身体对各种病毒和细菌的抵抗力降低，容易诱发各种疾病，包括乳腺结节，同时也使恶性肿瘤的发生率增加。长期处于应激状态会影响到我们的内分泌系统，导致激素的紊乱，这也是乳腺结节形成的一个重要原因。此外，应激状态也会影响我们的情绪和心理状态，进一步加重负面情绪的出现。

(2)负面情绪对雌激素分泌的影响

乳腺结节是由于乳腺组织中雌激素分泌不平衡引起的，而心理因素会对雌激素的分泌产生影响。研究表明，情绪波动过大、压力过大的女性，雌激素水平常常会处于偏高状态，这不仅会导致月经不规律，还会增加乳腺结节、乳腺癌等病变的风险。负面情绪会引起神经系统和内分泌系统的反应，会影响到卵巢的功能，也会影响到雌激素的分泌和代谢。雌激素在乳腺组织的生长和发育中起着重要的作用，一旦雌激素的分泌或者代谢出现异常，就会引起乳腺的生长异常和乳腺结节的形成。

（3）负面情绪对乳腺发育机制的影响

乳腺发育机制：乳腺是由腺体和脂肪组织构成，是人体泌乳的器官。乳腺发育是由内分泌调控的一个复杂过程，主要由雌激素、孕激素、垂体激素、肾上腺素等调节。青春期过后，乳腺由初级结构逐渐演化为完整的乳腺管结构。在怀孕及哺乳过程中，乳腺发生进一步的分叉和分化，由乳头中心向外呈辐射状排列成多支乳腺导管系统，并形成乳腺小叶的外形结构。随着时间的推移，成年女性的乳房大约由1 500克的脂肪和200克的腺体组成，这些结构支持乳房对整个胸部的起托和定义。

随着人们生活水平的提高和医学技术的日益发展，乳腺疾病已经成为女性面临的常见健康问题之一。乳腺结节是最常见的乳腺病症之一，也是乳腺恶性肿瘤的重要前兆。女性的乳房随着青春期的到来逐渐发育，经历了雌激素等激素的不断作用，使得乳腺在生长发育过程中逐渐成熟，从而形成了丰满的乳房。负面情绪会对女性的内分泌系统和神经系统的稳定造成不良影响，进而影响雌激素等激素的分泌和乳腺的发育，因此长期处于负面情绪状态的女性比正常人更容易患上乳腺结节病。人体对负面情绪的反应往往是产生压力，而在压力的作用下，人体会开始释放一些激素，如皮质醇、生长激素等，这些激素会对乳腺发育机制产生影响。在长期的压力作用下，激素的过度分泌会破坏乳腺发育机制的平衡，从而导致乳腺的肿胀和结节的形成。

65.如何消除乳腺结节带来的负面情绪，保持愉悦的心情？

乳腺结节是女性常见的乳腺病症，会造成许多女性的生理和心理困扰。在治疗乳腺结节的同时，保持愉悦的心情对女性恢复健康有重要的帮助。

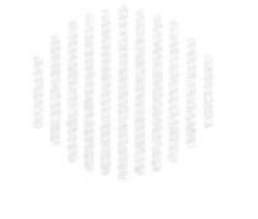

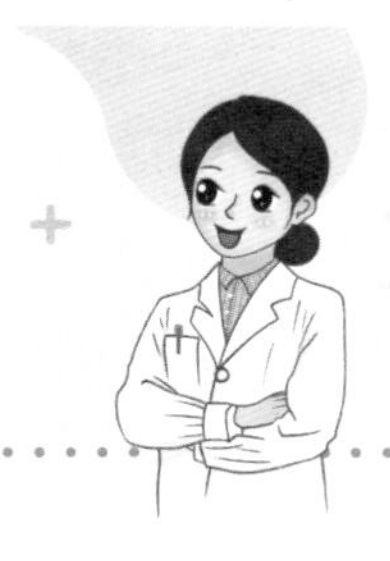

（1）了解负面情绪的危害

在治疗乳腺结节的过程中，保持健康的心理状态至关重要。长期处于负面情绪中，比如低落、愤怒、焦虑和恐惧等，可能会对身体及生活造成严重的危害，具体表现如下：

①影响治疗效果。不良情绪会引起内分泌失调，进而影响乳腺结节病的治疗效果。所以，乳腺结节患者需调整心态，保持良好的情绪状态，积极配合治疗，使治疗效果得到最大化。

②影响身体恢复。乳腺结节病是一种身体疾病，负面情绪会影响身体的恢复和治愈过程，进而延长病程，甚至会加重病情。

③影响心理健康。负面情绪会进一步加重患者的情绪负担，增加乳腺结节患者的焦虑、抑郁和悲观心理，从而进一步恶化心理状态。

④影响生活质量。乳腺结节病治疗过程较长，症状严重者还需要手术治疗，患者需要花费大量的时间、精力和金钱去治疗和康复，如果情绪不稳定，很有可能影响生活质量。例如：负面情绪会影响工作积极性，造成收入减少；影响与家人和朋友的交流，导致关系恶化，进一步加重负担。

当感到不愉快或心情不佳时，身体会分泌应激激素，这些激素的增加会影响免疫系统的功能，使身体更容易生病。此外，负面情绪还会导致肌肉紧张、血压升高等生理反应，这些反应可能会使患者更加疲倦和不舒服。因此，消除不良情绪，保持良好的心态非常重要。

（2）如何消除乳腺结节带来的负面情绪

患乳腺结节的女性，经常会有一些压力和不安的情绪。为了减少这些情绪对身体造成的损害，需要采取一些措施来消除这些负面情绪。以下是一些消除负面情绪的方法：

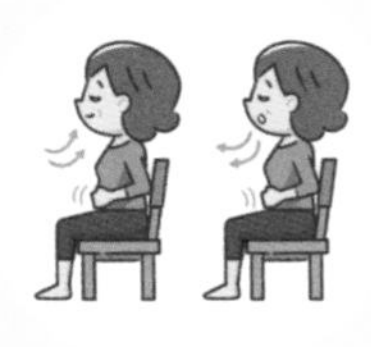

①深呼吸。

深呼吸可以帮助患者消除紧张和焦虑，并且有助于放松身体。当感到情绪低落或压力大时，可以尝试每天做几分钟的深呼吸。

深呼吸是一种简单而有效地放松身心的方法。具体的方法包括：a.放松身体。找到舒适的位置，坐着或躺着，放松身体，舒适地闭上眼睛，准备进行深呼吸练习。b.放松肌肉。深呼吸之前，先放松全身肌肉。从头部开始，逐步放松肌肉，如眉头、眼睛、面部、颈部、肩膀、手臂、胸部、背部、腰部、臀部、腿部和脚。c.鼻子吸气，嘴巴呼气。鼻子深深地吸气，直到感到肺部充满空气，再用嘴巴缓慢地呼气。在呼气过程中，尽量让腹部收缩，使呼出的气更充分。d.慢慢放松。反复深呼吸，尽可能放松身体，松懈一切的紧张和焦虑感。

当人感到紧张和不安时，呼吸往往变得急促、呼吸深度变浅或过度呼吸。通过深呼吸，可以帮助身体减缓心率、降低血压，缓解身体紧张和心理焦虑。深呼吸可以通过转移注意力，减轻急性疼痛。若疼痛主要来源于肌肉紧张，深呼吸可以帮助肌肉放松，缓解疼痛。深呼吸有助于促进身体放松，降低身体紧张感，有助于减轻乳腺结节的症状和对身体的不适感。通过深呼吸锻炼横膈肌等呼吸肌，有利于提高呼吸肌的耐力和效率，使呼吸变得更加顺畅和深层。

总之，深呼吸是一种简单而有效的放松身心的方法，是缓解乳腺结节患者不良情绪、提高身体舒适度的好方法，患者可以随时随地进行深呼吸，获得身心的放松和平静。

②锻炼身体。

规律锻炼身体可以帮助消除负面情绪，增强身体的免疫力，使身体更健康。适当的运动可以刺激身体分泌多巴胺和内啡肽，这些物质可以缓解负面情绪，令人心情愉快，增强幸福感。

锻炼身体是缓解乳腺结节患者负面情绪、促进身体康复的一种有效途径。不一定需要参加高强度的运动，适当的散步、日常活动也可以达到类似的效果。具体的方法包括：a.有氧运动。如慢跑、步行、游泳、跳舞等可以增强心肺功能，在减轻乳腺结节的身体不适症状的同时，提高身体的免疫力，促进康复。b.力量训练。如举重、俯卧撑、卷腹等锻炼有助于提高核心力量和肌肉力量缓解胸痛。c.瑜伽和太极。瑜伽和太极等练习，能够通过呼吸和舒缓的动作来帮助患者放松身心，改善睡眠和消除负面情绪，促进身体康复。适当的运动可以增强身体的免疫力，提高身体的代谢水平，可以帮助患者排出体内的代谢垃圾，达到减轻内分泌紊乱的效果。

总之，锻炼身体是一种有效的减轻乳腺结节不良情绪和促进身体康复的方法。患者可以根据个人的体质和习惯，制订合理的锻炼计划，积极开展身体活动。

③学着暂时放下工作。

在工作和生活之间保持恰当的平衡是消除不良情绪的关键。过度的工作及日常的压力都可能导致情绪低落。因此，学会适时放下工作，让自己放松休息，是重要的保持快乐心情的一种方法，其意义主要体现在以下几点：

a.缓解压力。长时间工作会使人产生紧张、疲劳、焦虑等情绪，而学会放下可以缓解这些负面情绪，让自己更放松、更自在，更有助于身心健康。

b.提高工作效率。学着暂时放下并不代表对工作的不认真，相反，通过一段时间的放松、解压，可以让自己更加专注、更有活力，从而提高工作效率。

c.增强自制力和调节能力。学会适度放松，不轻易被工作、生活中的琐事所困扰，能更好地调节情绪、增强自控力，从而更好地迎接挑战。

d.促进工作和生活的平衡。通过学会暂时放下，可以让自己在工作之外拥有更多自由时间，去关注自己的爱好、生活和家庭等，从而实现工作和生活的平衡。

总之，暂时放下工作并不代表放弃，而是在决策、工作、交流问题等方面不紧张、不焦虑，从而以更加平和的心态去面对自己的工作、生活和未来，使自己保持更加健康、平衡和幸福的状态。

④寻求支持。

在进行乳腺结节的治疗过程中，患者可能会面临一些心理上的压力和困难，这是很正常的。患者应该学会向家人、朋友或专业医生等寻求支持。与家人、朋友或医生交流，谈论自己的情绪，让自己得到情感上的支持和理解。如果有必要，可以考虑参加一些专业的心理咨询课程，能够帮助患者更好地理解自己的情绪和情感，增强自己的心理策略。有时候，听听他人的意见或让他人帮忙处理事情可能会让自己感到轻松和放松。

寻求支持对缓解乳腺结节患者负面情绪的意义表现为：a.寻求心理支持可以让乳腺结节患者得到情感上的支持和理解，减轻患者的负面情绪，缓解疾病带来的心理压力，有助于患者更好地应对疾病。b.心理支持能够促进患者对治疗的依从性和参与度，加强患者与医生之间的沟通，提升治疗效果。通过与医生、病友的交流，患者也能够了解更多的治疗信息，使治疗更加科学化和个性化。c.乳腺结节治疗过程往往比较漫长和辛苦，与身边人互相支持和理解可以带来更好的生活质量和幸福感。同时，与病友交流，还能够扩大社交圈子，建立起新的人际关系。d.心理支持还能够通过降低疾病带来的负面情绪，并帮助患者更好地适应治疗过程，进而预防疾病复发，使患者有更好的心理素质。因此，乳腺结节患者应该积极地寻求心理支持，以积极的状态面对疾病，使自己更加健康、积极和快乐。

（3）保持积极心态

乳腺结节是一种常见的乳腺病症，保持积极心态可以减少患者的压力和负面情绪，同时学会保持积极心态对于患者的治疗非常重要。以下是一些保持积极心态的方法。

①了解乳腺结节病。

了解自己所患的疾病是减少压力和负面情绪的一种方法。了解疾病的原因、预防措施以及治疗方法，可以使患者更加自信和乐观地面对疾病。了解乳腺结节病的方法和措施有：a.查找可靠信息来源。患者应该寻找可靠的医疗机构、医疗网站和相关书籍等来了解关于乳腺结节的相关知识。同时，不要轻信广告或不可靠的信息。b.咨询专业医生。患者应该在可能的情况下进行专业咨询，特别是一些尊重患者权利及为患者提供诊疗意见的医疗机构。c.加强自我学习。患者应了解乳腺结节的症状、发病原因、治疗方法等方面的知识，从而更好地应对疾病。

了解乳腺结节病的意义在于让患者了解更多关于疾病的信息，对治疗更加有信心，可以更好地掌控自己的健康状况，从而提高生活质量。同时，对于结节的早期发现和早期治疗具有重要意义，加强乳腺健康管理和自我调理也能更好地避免乳腺结节疾病的发生。所有这些方法和措施都可以帮助患者了解乳腺结节，减轻疑虑和负面情绪，保持积极心态，有利于身心健康。

②制订合理的目标和计划。

制订合理、实际的目标和计划可以使患者更加自信和有信心地实现自己的计划，并从中获得满足感。保持积极心态，以下是一些方法和措施：

a.设定具体的目标。明确自己想要实现的目标，并为每个目标设定具体的计划和步骤，并将它们列在清单中。乳腺结节患者可以设定具体的健康目标，例如通过健康饮食、规律的运动和定期体检来保持健康并控制病情。制订长期和短期计划可以帮助患者更好地规划自己的治疗和康复过程。短期计划可以帮助患者更容易地实现目标，增加信心和动力。长期计划则可以帮助患者更全面地掌握自己的健康状态和规划未来的治疗和康复步骤。

b.找到激励因素。制订目标和计划需要有一定的激励因素。患者可以设定小的奖励来激励自己，例如完成目标就奖励自己一个小礼物，这样可以让患者更有动力地坚持执行目标和计划。

c.展望结果。制订目标和计划不仅包括明确目标和实现步骤，还需要让患者期待实现目标后将会带来的好处和成就感。这样可以增加干劲，激发行动的动力。

d.确定监督和评估方式。任何行动步骤的执行都需要有效和可评估的监督方式，以确保行动和计划的顺利完成。例如，可以将思路和目标列在备忘录中，以监督执行进度。乳腺结节患者需要通过定期体检和医疗检查来监控病情并评估治疗效果。此外，定期记录身体的变化，例如体重、身体状况等也可以帮助患者更好地评估治疗效果和监控病情。

制订目标可以让患者专注于具体的目标，注重细节，更有针对性地发挥自身的长处，增加动力和信心，达到目标并保持积极的心态。制订计划可以让患者更好地掌握自己的治疗和康复进程，加强自我管理和控制能力，增加心理韧性和适应性，从而在治疗和康复过程中更好地控制病情，保持健康的状态。

③坚持正面思考。

坚持正面思考可以帮助患者更加积极地处理生活中的挑战，提高自信心和对未来的信心，并使患者保持积极心态，可以通过以下方法、措施来实现。

a.认识并承认自己的情绪。认识和了解自己的情绪是坚持正面思考的第一步。患者在经过诊断并知道自己的病情后，不可避免地会引起情绪波动，这时可以采取倾诉、定期见医生和参加心理治疗等方式来帮助掌握自己的情绪。

b.意识到积极和消极的想法。患者可以尝试分析自己的思维方式，试图改变患病后的消极想法。比如，患者可以将注意力集中到患病后的积极因素，如情绪稳定有助于康复。

c.实践深呼吸的技巧。深呼吸是减缓精神压力和焦虑感的有效技巧。每天花5~10分钟进行呼吸训练，可以帮助患者更好地控制自己的情绪和心态。

d.增加正能量。通过看电影、听音乐、读书等方式，让自己处于享受的状态，避免让身体、情绪处于消极状态。和家人、亲戚和朋友去郊游，组织游戏也是维持积极心态的一种方式。

e.积累锻炼和运动。锻炼可以促进大脑分泌多巴胺，有助于保持积极心态。患者可以通过规律的运动来保持健康、减轻负担，并增强自己的心理素质。

坚持正面思考在于帮助乳腺结节患者实现积极的心态。坚持正面思考可以帮助患者掌握自己的情绪和心态，以便更好地应对疾病。患者可以积极调整自己的情绪，自信地交流及行动，从而增强抗压和自我调节的能力，减轻并缓解病痛及焦虑的情况，有助于治愈和康复。

（4）参加社交活动

参加社交活动可以与他人互动和建立联系，从而减少负面情绪。这样可以减缓生活中的压力，并增加生活中的乐趣，从而保持积极心态。乳腺结节患者可以通过参加社交活动来保持积极心态，具体的方法和措施有以下几种。

a.参加支持小组：参加针对乳腺结节患者的支持小组，可以增进与其他患者的交流，并获得情感和信息方面的支持。

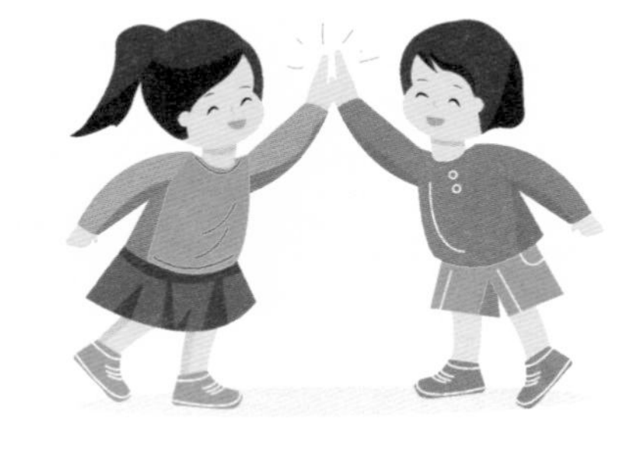

b.参与公益活动：加入公益志愿服务项目，参与活动，使患者有机会与他人形成友好互助的连接，也可激发患者的乐观积极情绪，同时，帮助患者获取新的社交和提升自己的社交能力。

c.参加体育活动：体育活动，如旅游、步行、游泳等可以提高患者自信程度，并通过连续、规律的锻炼，让患者恢复往日的运动能力，减轻乳腺结节疼痛，有助于增强体质、增添活力。

d.参加娱乐活动：乳腺结节患者可以参加各种娱乐活动，如看电影、参加晚宴及健身课，适当的娱乐有助于患者消除疲劳，增强身体运动能力和自我调节能力，缓解紧张情绪。这些娱乐活动，对于乳腺结节患者来说都具有积极意义。社交活动有助于减轻患者的孤独感和失落感，建立乐观和良好的人际关系，尤其在康复期间相互支持帮助。社区活动也能增强患者的自信和乐观精神，改善患者的心理状态和自我控制能力，减轻病痛对身体和情绪带来的负面影响。乳腺结节患者积极参加兴趣和娱乐活动，丰富自己的社交资源，有助于提高患者的能力和自尊，同时激励乳腺结节患者勇敢地面对这场病痛，让生命充满积极、敢于挑战的力量。

综上，在乳腺结节健康管理过程中，保持健康的心态和消除负面情绪非常重要。消除负面情绪可以减少身体的压力和负面影响，同时保持积极的心态可以使患者更加有信心面对疾病，从而达到更好的健康状况。因此，患者应该积极采取措施来消除负面情绪，保持快乐的心情。

66.乳腺癌治疗结束后，怎样保持健康体重？

乳腺癌治疗期间，患者的身心健康产生了一定的变化。治疗结束后，很多患者面临着如何保持健康体重的问题。保持健康体重可以帮助患者降低乳腺癌复发的风险，提高生活质量。现将介绍乳腺癌康复者应该如何保持健康体重做如下叙述。

（1）乳腺癌治疗结束后保持健康体重的重要性

乳腺癌治疗结束后，保持健康体重非常重要，有以下几个重要原因。①降低乳腺癌复发的风险：乳腺癌康复者保持健康体重可以降低乳腺癌再次发生的风险。研究表明，超重或肥胖的女性乳腺癌复发的风险更高。②提高生活质量：乳腺癌治疗后可能会导致康复者出现不良反应，如疲劳、骨质疏松、心血管疾病和抑郁症状等。保持健康的体重可以减少这些不良反应，提高生活质量。③预防其他疾病：超重或肥胖的人群更容易患上心血管疾病、糖尿病、关节疾病等疾病。保持健康的体重可以预防这些疾病，降低这些疾病的发生率。④增强免疫力：保持健康的体重可以增强免疫力，这对于患者的康复和避免复发具有重要意义。

因此，乳腺癌康复者应该通过控制体重和实现身体的健康状况来提高身体的免疫力和整体健康。这可以通过饮食和运动等方式实现，同时建议咨询专业医生和营养师，以制订适合自己的健康计划。

（2）乳腺癌治疗结束后保持健康体重的方法

乳腺癌治疗结束后，保持健康体重至关重要。以下是一些帮助乳腺癌康复者保持健康体重的方法。

①控制饮食。

控制饮食是保持健康体重的重要步骤。应该避免过量和高能量的食物摄入，合理摄入营养素。建议采用以下措施控制饮食。

均衡饮食：均衡饮食是指通过饮食组合，摄入适量蛋白质、碳水化合物、脂肪、维生素与矿物质等营养素，并且各类营养素之间的比例协调合理。

高纤维饮食：高纤维饮食有助于减少摄入的能量，并有助于肠道健康。富含膳食纤维的食物有蔬菜、水果、全麦面包等。

避免高糖和高脂食物：高糖和高脂食物会增加体重和导致其他疾病的风险。应该避免吃高糖和高脂食物，如糖果、蛋糕、油炸食品、奶制品等。

少量而频繁地进餐：少而频繁的进餐有助于控制食物摄入量，同时也可以防止暴饮暴食。建议患者不要一次性摄入大量的食物，可以每次少吃一些，吃得频繁一些。

②坚持运动。

坚持运动可以帮助患者消耗能量，控制体重。运动可以促进身体新陈代谢，提高身体免疫力，有助于预防其他疾病的发生。建议患者根据自己的体能情况，制订适合自己的运动计划。以散步、游泳、瑜伽和轻度有氧运动等方式为宜。患者可以根据自己的兴趣爱好选择。

运动能有效消耗能量和促进身体新陈代谢，是保持乳腺癌康复者健康的重要手段之一。下面将介绍如何坚持运动，以及运动的措施和意义。

选择适合自己的运动方式：不同的乳腺癌康复者在运动方面的能力和兴趣不同。在选择运动方式时，要考虑自己的身体状况和运动兴趣。比如，慢跑、步行、游泳、瑜伽和台球等都是可以选择的运动方式。

制订计划并坚持：在选择运动方式后，需要制订运动计划，并坚持执行。可以根据自己的情况灵活安排，比如每天或每周定时进行。制订计划的过程中，要顾及自身身体条件，不能过于激烈，避免身体不适。

逐步增加运动量：刚开始进行运动时，需要逐步增加运动量。不要一开始就选择高难度或长时间训练，应该逐渐增加运动时间和运动强度，以避免对身体的过分负荷。

定时进行检查：在进行运动的过程中，需要定时进行身体检查。尤其是乳腺癌康复者，要定期做乳腺癌筛查，以监测身体状况，确保身体的健康。

选择适合的场所：选择适合的场所进行运动，比如健身房、公园、室内游泳池等。这些场所在运动体验和安全性方面相对更有保障。在冬季和夏季进行户外运动时，需要注意天气的影响。

运动的意义

控制体重：运动是消耗能量的有效方式，有助于控制体重，减少乳腺癌康复者的复发风险。

调节激素：运动可以调节激素水平，降低卵巢激素的水平，从而抑制或延缓乳腺癌的复发和转移。

提高身体免疫力：适当的运动可以提高身体免疫力，降低患其他疾病的风险。

对乳腺癌康复者来说，坚持适当的运动是保持身体健康和控制体重的有效手段之一。在坚持运动的过程中，应该注意身体的状态，根据自身条件合理安排运动，在选择运动方式和场合上尽可能地满足个人兴趣和健康需要。

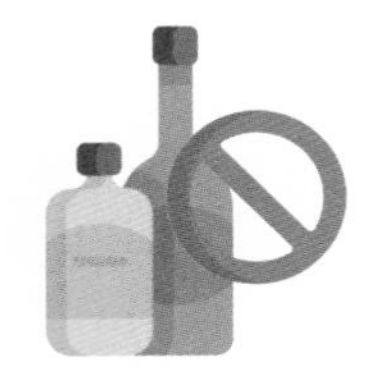

③避免饮酒。

乳腺癌治疗结束后，为了保持健康体重，避免饮酒十分重要。下面将介绍避免饮酒的具体方法及意义。

a.避免饮酒的方法

选择无酒精饮品：如果患者必须喝酒，可以选择无酒精饮品代替。例如，葡萄汁、果汁或无酒精啤酒等。

加强对自身状况的了解：乳腺癌治疗后的患者需要加强对自身身体状况的了解，以便更好地避免饮酒。

b.避免饮酒的诀窍

自我控制：患者自我控制是避免饮酒的重要措施。可以培养良好的生活习惯，逐渐减少饮酒量直至不饮酒，不要给身体过多的负担。

寻求帮助：如果患者不能自控或感到困惑，可以寻求医护人员或支持组织的帮助，以帮助保持健康的饮食和生活方式。

c.避免饮酒的意义

减少乳腺癌复发的风险：饮酒可能增加乳腺癌复发的风险。

降低心血管疾病的风险：大量饮酒会增加患心血管疾病的风险。饮酒过多会导致高血压、心律不齐等心血管疾病。

提高身体免疫力：过量的饮酒会影响身体的免疫力，从而影响身体的抵抗力。避免饮酒可以提高身体的免疫力，更好地保护身体。

总之，乳腺癌在治疗结束后，避免饮酒有助于保持健康体重，促进身体康复。为此，患者需要自我控制，选择无酒精饮品，加强对自身身体状况的了解，并寻求帮助。避免饮酒可以有效降低乳腺癌复发风险、降低心血管疾病的风险，并能提高身体免疫力，让患者更好地保护自己的健康。此外，乳腺癌患者要注意均衡饮食，多吃蔬菜、水果、纤维素含量高的食物和低脂、低糖、低盐的食品，避免进食高脂、高糖、高盐的食物和饮料，以保持健康的体重和身体状况。

④保持心理健康。

乳腺癌治疗结束后，保持心理健康同样非常重要。乳腺癌治疗期间和治疗结束后可能会对患者的心理产生负面影响，因此，保持心理健康对于患者的康复至关重要。下面将介绍保持心理健康的具体方法、措施及意义。

保持乐观积极的心态：保持积极的心态对于患者的心理健康非常重要。乳腺癌治疗结束后，患者需要对自己的康复状况和未来保持乐观的态度。鼓励自己不要过度担心和焦虑未来的问题，适当地进行一些自己感兴趣的事情，如旅行、读书、与朋友聚会等，从而转移注意力，疏导自己的情绪和压力。

参加互助团体或心理咨询：乳腺癌治疗结束后，患者可以考虑加入一些互助团体或与其他病友交流的社交网络，分享自己的经验和感受。一些患者可能需要一些心理咨询服务，这可以帮助他们更好地应对情绪波动，重新适应日常生活。

保持运动和良好的饮食习惯：保持运动和良好的饮食习惯对患者心理健康也非常重要。运动可以缓解焦虑和紧张，增强身体素质。良好的饮食习惯可以帮助患者保持健康体重，增强身体免疫力。

寻找家人和朋友的支持：家人和朋友的支持对于患者的心理健康同样非常重要。患者可以与他们分享自己的感受和需求，获得情感上的支持和心灵上的鼓励。

接受自然的情绪体验：乳腺癌治疗结束后，患者可能会经历一些情绪上的波动，这是正常的。患者要接受自然的情绪体验，并尝试用积极的方式来应对这些情绪。

保持心理健康对于乳腺癌治疗结束后患者的康复和身体健康至关重要。以上提到了保持乐观积极的心态、参加互助团体或心理咨询，保持运动和良好的饮食习惯，寻找家人和朋友的支持，以及接受自然的情绪体验等方法、措施及意义，这些都能有助于患者在治疗结束后恢复正常生活并保持健康体重。

67.乳腺癌患者可以怀孕生小孩吗?

许多年轻女性乳腺癌患者对未来生育感到焦虑，乳腺癌患者是否可以怀孕生小孩一直是一个备受关注的话题。乳腺癌是一种常见的女性恶性肿瘤，如何平衡治疗与生育是许多女性患者面临的问题。在做出决策之前，患者需要了解潜在的风险和收益，并与医生充分沟通，制订出最适合自己的治疗和生育计划。同时，保持健康的生活方式也是预防乳腺癌的重要方法。在日常生活中，女性应该注意乳房的健康，定期进行乳房自检和体检，并尽早发现和处理异常症状。

（1）怀孕对乳腺癌的影响

怀孕期间，女性的激素水平会发生显著变化，这可能会对乳腺癌产生影响。乳腺癌通常是激素依赖性肿瘤，很多患者担心怀孕后肿瘤会增大或者复发。具体而言，怀孕可能导致乳腺组织增生，有可能会掩盖癌变的征兆。此外，怀孕后激素水平的改变有可能使得一些原先静止的癌细胞重新活跃，增加肿瘤恶化的风险。因此，对于正在接受乳腺癌治疗的患者来说，怀孕可能会影响到治疗的效果。所以，女性患者在考虑怀孕前应该咨询医生建议。

（2）暂时不建议乳腺癌患者怀孕的原因

暂时不建议乳腺癌患者怀孕，主要是因为激素对肿瘤有一定的影响。此外，乳腺癌患者在放疗、化疗等期间体内激素水平会被干扰，影响胎儿的健康，甚至对胎儿造成不可逆的伤害。因此，建议乳腺癌患者在治疗期间以及术后康复期间暂时避孕，等待身体状况稳定后再考虑怀孕。

乳腺癌的形成与雌激素水平的升高有一定关联，对乳腺癌有影响的有两类激素：雌激素和孕激素。其中，雌激素可使乳腺上皮细胞持续增殖进而导致乳腺癌，而孕激素则可以直接地阻抗雌激素的刺激，进而降低患乳腺癌的风险。所以，怀孕将雌、孕激素分泌协调运作，乳腺细胞增殖和分化的平衡被打破，乳腺生长发育不良时乳腺增生出现。但是，在乳腺癌治疗期间和术后恢复期，会通过内分泌干扰及化疗导致内分泌紊乱，这时，乳腺癌患者怀孕是有一定风险的。

（3）如何降低怀孕对乳腺癌的风险

随着医疗技术的不断提高和社会观念的进步，目前患有乳腺癌的女性怀孕并不是绝对的禁忌。乳腺癌患者怀孕是有一定风险的，但并非绝对不能怀孕。下面介绍如何降低乳腺癌患者怀孕的风险。

①咨询医生。

在考虑怀孕前，请务必咨询医生的建议，评估身体状况和癌症进展情况，确定恰当的时机。医生会根据患者的具体情况建议是否可以怀孕，以及在怀孕前后需要注意哪些问题，这样可以尽可能地减少怀孕后产生的风险。

②接受规范化治疗。

规范化治疗可以帮助癌症患者恢复健康。在治疗期间，应该注意药物的使用，按照医嘱进行化疗、手术等治疗，减少对身体中激素水平的干扰。

③等待化疗结束。

需要先完成化疗、手术等治疗，如果治疗时停经时间长，应保持避孕。等待化疗结束后逐渐适应正常的月经周期，缓解身体负荷，观察一段时间患者身体状况，为怀孕做好充分的准备。

④选择合适的孕期。

尽量选择在化疗结束一段时间后，激素水平平稳的时期怀孕，例如在术后一年内。因为在这个时期，雌激素和孕激素的水平相对平稳，乳腺增生可能会在孕激素的作用下减少。同时，孕早期做好孕产检查工作，注意饮食、保养身体，尽量减少妊娠期慢性高血压、糖尿病等疾病的发生。

⑤重视防癌护理。

保持良好的生活习惯，坚持适量运动、养成健康饮食习惯、避免接触化学污染物等，可以帮助减少癌症的发生。定期进行自我检查及随访，缩短癌症暴露时间。即使已经接受完治疗或者已经生育者，也应该每年定期进行乳腺癌的筛查和检查。

（4）孕前和孕期的建议

对于想怀孕的乳腺癌患者，建议在孕前咨询医生，制订一份个性化的生育计划，并检查乳腺癌的病情是否稳定。如果患者正在接受治疗，建议在治疗结束至少一年后再怀孕，以保证病情的稳定和良好的治疗效果。

在孕期，乳腺癌患者需要定期进行产前检查，以便及时发现与处理可能出现的乳腺问题。孕期还需要特别关注乳房的变化，如果发现任何异常情况（例如乳房硬块、疼痛等），应及时向医生报告并进行检查。此外，女性患者在孕期还需要注意保持健康的生活方式，例如适量运动、合理饮食、避免吸烟饮酒等。这些措施可以减轻孕期不适，保持身体健康。

（5）有乳腺癌的女性可以通过辅助生殖技术怀孕吗

对于有乳腺癌的女性来说，通过辅助生殖技术怀孕需要根据个人病情进行判断。如果乳腺癌处于早期阶段，未使用内分泌治疗，并且病情稳定，医生可能会考虑对患者进行辅助生殖技术，如体外受精—胚胎移植等方式，以辅助其怀孕。

但是，如果患者乳腺癌处于晚期或正在接受化疗、放疗等治疗，医生通常不建议通过辅助生殖技术受孕，因为这些治疗可能会对胎儿造成不可逆的伤害，怀孕还会加速癌细胞的分裂和转移。因此，建议在咨询专业医生的意见后再进行决策。

（6）风险与收获的平衡

对于患有乳腺癌的女性来说，如果想要怀孕，需要评估风险与收益。如果患者的乳腺癌病情稳定，那么此时怀孕的风险较小，有不少女性患者都能够成功地怀孕、分娩并养育健康的孩子。

然而，患有乳腺癌的女性在怀孕期间需要更加谨慎。怀孕可能会导致癌细胞重新活跃、加速癌细胞的生长和癌症复发，这是需要慎重考虑的。此外，怀孕可能会增加接受治疗的难度，如果需要接受化疗、放疗等治疗，则需要考虑治疗是否会对胎儿造成伤害。在做出决策之前，患有乳腺癌的女性应该与医生充分沟通，了解潜在的风险和收益，并选择最合适自己和家庭的治疗方案。

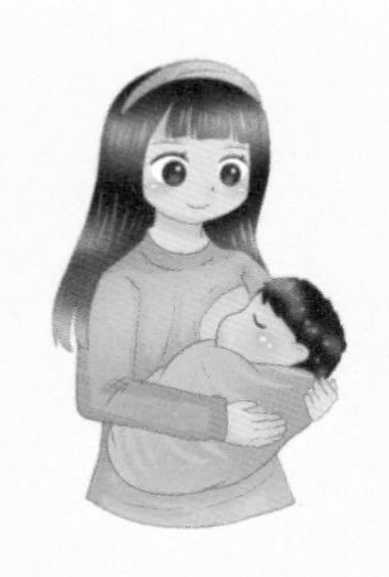

68.乳腺癌患者可以哺乳吗？

乳房是女性分泌乳汁的重要器官，可为新生儿提供养分和免疫保护。乳腺是乳房的主要组成部分，由多个小叶和小叶管组成。乳腺癌是一种常见的恶性肿瘤，由于乳腺内的细胞突然发生恶性生长而引起。乳腺癌在早期症状很少，随着病情的恶化，患者可能会出现乳房变硬、肿胀、皮肤变厚、乳头凹陷等症状。

对于产后的乳腺癌患者，能否母乳喂养是她们非常关心的问题。母乳喂养能够为新生儿提供免疫保护，降低感染率。但是乳腺癌治疗，如化疗、放疗、手术等可能会对乳腺和乳汁分泌造成一定的影响，使母乳喂养成为一个复杂的问题。

（1）乳腺癌对哺乳的影响

①乳腺癌手术对乳汁分泌的影响：乳腺癌手术通常包括全乳切除术和保乳手术两种，全乳房切除会切除整个乳房，而保乳手术只会移除肿瘤及周围组织，保留乳房原有的形状。不管是哪种手术方法，都会对乳腺的结构和乳汁分泌产生不同程度的影响，进而影响母乳的喂养。全乳切除术将整个乳房切除，乳头和乳晕也会被移除，这意味着乳汁无法从乳头排出，因而无法进行母乳喂养。保乳手术则保留了一部分的乳腺、乳头和乳晕，保留了一定的乳汁分泌功能。但是，手术后乳房和乳头都需要进行一定程度的修复，乳汁的分泌量会受到影响。如果肿瘤的位置比较靠近乳头，手术切除周围的组织也会影响到乳汁分泌。

②乳腺癌治疗对哺乳的影响：乳腺癌治疗包括化疗、放疗、内分泌治疗、靶向治疗等，这些治疗会对乳腺的结构和功能产生不同程度的影响，进而影响母乳的喂养。化疗是通过药物杀死癌细胞来治疗乳腺癌的一种方法。不过，化疗会破坏部分正常细胞，导致患者乳腺组织或乳腺分泌功能

受损，从而影响患者进行母乳喂养的能力。化疗药物还可能引起暂时性或永久性的排卵障碍，这使哺乳变得更加困难。放疗针对肿瘤进行照射，可以杀死留在乳腺中的癌细胞。这种治疗过程可能会导致肿胀、结痂、疼痛等不良反应，对乳腺的结构和乳汁分泌也存在一定影响。对于接受过放疗的女性，乳头和乳晕的破坏可能影响到哺乳的能力。内分泌治疗和靶向治疗是针对乳腺癌的激素受体阳性患者的一种治疗方法，这些治疗主要是通过调节激素水平和阻断信号通路来抑制乳腺癌细胞的生长。然而，这些治疗可能会导致乳房疼痛、肿胀和乳汁减少等改变，从而影响哺乳的能力。

③乳腺癌遗传对哺乳的影响：乳腺癌的遗传因素对哺乳的影响需要从遗传因素本身及与其相关的治疗方法两个方面进行探讨。首先，乳腺癌的遗传因素与哺乳的影响主要涉及基因突变，这些基因的突变可以遗传给下一代，增加患乳腺癌的风险。所以，*BRCA1*或*BRCA2*基因突变者，在进行乳腺癌治疗的同时，需要考虑家族遗传的问题，可能需要接受预防性乳腺切除手术，以减少患上复发的风险。对于这些女性来说，哺乳的时间和方式需要在医生的指导下进行评估，以避免对自己的健康产生负面的影响。

（2）乳腺癌患者是否可以哺乳

乳腺癌患者是否可以哺乳是一个比较复杂的问题。一些乳腺癌患者在条件允许下会坚持进行母乳喂养，这对母婴都有好处。然而，也有一些患者由于治疗影响等原因可能不得不放弃哺乳。

从患者身体可行性角度考虑，如果患者进行了乳腺部位的手术，或存在按摩乳房、用手挤压奶头等哺乳操作引起了乳房不适，影响到乳房的恢复，则不好开展母乳喂养。同时，化疗和放疗会影响到皮肤和乳头的健康，可能导致感染和疼痛，使哺乳过程变得困难。此外，患者也可能在哺乳时出现乳腺炎、乳汁不足等问题，阻碍母乳喂养的进行。

从风险和注意事项方面考虑，如果患者进行化疗、放疗等治疗，可能会引起一些不良反应，在这种情况下，患者哺乳时需要谨慎考虑。另外，由于患者接受化疗或放疗需要服用特定的药物或接受照射，这些治疗方式可能会对婴儿产生负面影响。

最后，医生的建议和患者的意愿也是一个决定因素。如果乳腺癌患者希望哺乳，建议在医生的指导下进行。在确定患者是否适合哺乳之前，医生需要进行详细的评估，以了解患者的病情和治疗方案。如果患者的病情稳定，没有感染等问题，哺乳可能是可行的。医生也会根据患者的具体情况给出哺乳的建议和注意事项。

（3）乳腺癌患者哺乳的后续问题

哺乳之后的情况视患者的个体情况而定。一般而言，哺乳后可能会出现乳腺炎、乳头疼痛等问题。如果这些问题持续一段时间，患者应及时就医。另外，在哺乳结束后应该定期进行乳腺检查和随访。

如患者在哺乳过程中出现异常情况，例如肿块、疼痛等，建议及时就医诊治，做到早发现、早干预、早治疗，有助于及时解决问题。母乳喂养（包括混合哺乳）可以为婴儿提供丰富的营养，同时也有利于母婴互动，为母婴带来生理和心理上的好处。科学哺乳包括选择正确的哺乳姿势、确保婴儿正确吮吸、控制哺乳时间和频率等。对乳腺癌患者而言，科学哺乳也同样重要。患者需要咨询医生，制订合适的哺乳计划，以减少哺乳与癌症治疗之间的相互影响，并尽量确保婴儿获得足够的营养。

总的来说，乳腺癌患者进行哺乳需要仔细评估，并在医生的指导下进行，并充分考虑癌症治疗的影响和患者的身体状况。婴儿的饮食安排和科学哺乳的方法，可以为婴儿提供足够的营养和生长必需物质，并有利于婴儿健康地成长。母乳可以增强母子间的互动和联系，尽管存在些许风险，但是经过医生的指导和建议，患者可以重返哺乳的道路，为婴儿的健康和成长多一份保障。乳腺癌患者应提高保健意识，了解乳腺癌的常见病症和治疗方式，及时去医院进行体检和治疗，以保障自身健康。同时，科学哺乳可以从孕期提前准备，了解专业的哺乳知识，有疑问时咨询医生，确保母婴健康。乳腺癌的治疗方式，特别是对于哺乳的患者，需要更加具有针对性和个体化。科学哺乳的技术和方法也需要得到进一步的发展和改进，为更多的患者提供更好的哺乳选项和保障。综合利用多学科的交叉研究和医疗资源，加强科学哺乳的质量控制和后续疾病的监测，推动乳腺癌患者哺乳领域进一步发展。

69.疲乏时，最有效的自我缓解方式有哪些？

疲乏，是疾病出现和发展时常见且重要的身体信号，疲乏可分为以下三种。

（1）生理性疲乏。包括体力劳动或脑力劳动之后产生的乏力神倦现象，是正常的生理现象，休息即可好转。

（2）病理性疲乏。此种疲乏是由于疾病，包括躯体性疾病和精神性疾病所致（后者容易被人们所忽视），无论是急性疾病还是长期慢性消耗性疾病，皆易使人体精、气、神损伤过度而导致疲劳。

（3）心理性疲乏。这是心理因素导致的疲乏，由于苦闷、悲愤、忧郁、焦虑等情绪长期不能排解造成心理冲突，导致心理失衡。只有当心理因素排除后，疲乏才能消失，所谓心病要用心药治，心理性疲乏是一种潜匿性的疲乏，常使工作精力下降而又无药可治，对生产力有很大的阻碍作用，因此应引起重视。

下面来看看缓解心理性疲劳的方法有哪些。

①主动表达：学会及时表达情绪和情感，积极与他人沟通解决，避免自我封闭。

②学会接受：接受已然的现实，才能更好地解决问题，迈出下一步。

③难得糊涂：有时“难得糊涂”是个好事，不要过分纠结，治疗期间将专业的事放心交给专业的医护人员负责，过分纠结和操心也不利于病情康复。

④培养兴趣：在接受治疗以外的时间里可以找一些感兴趣的事做，让自己忙而不累，有助于释放压力。

⑤寻找温暖：多交益友，可以在分享和倾听的过程中获得支持，感受到温暖，增加自信。

第三章

甲状腺结节

第一节

认识甲状腺结节

1.我们的甲状腺长什么样?

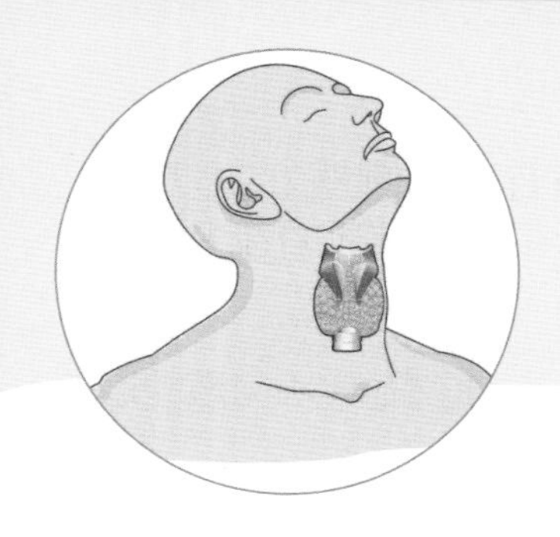

甲状腺呈棕红色，富含血管，外裹在颈深筋膜的气管前层。人体的甲状腺重约25克，女性甲状腺较男性稍轻，且在月经期和妊娠期有不同程度的增大。甲状腺腺体呈“H”形或“U”形，分为左右侧叶和连结两侧叶的峡部。人体的甲状腺大小因地域及年龄变化较大，超声测量时一般为长3～6厘米，宽2～3厘米，厚2～2.5厘米。虽然甲状腺就这么小小的一片肉，却是人体存活不可缺少的重要部件，因为甲状腺分泌的甲状腺激素对于机体正常的生长和发育、人体每天的新陈代谢都具有极为重要的作用。

2.甲状腺的位置在哪里？

平常大多数人并不知道甲状腺位于何处，但“大脖子病”大多数人并不陌生，其实“大脖子病”一般就是指甲状腺肿，这就告诉我们甲状腺位于颈部。再具体些，甲状腺就位于我们平常所说的“喉结”下方2～3厘米处，在吞咽东西时可随其上下移动（图18）。

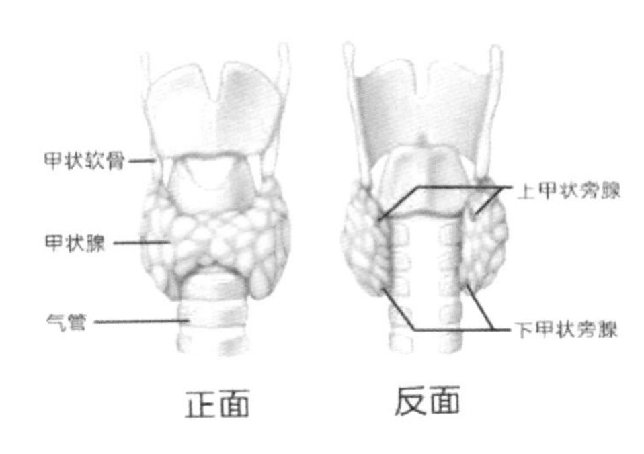

图18 甲状腺及甲状旁腺位置示意图

甲状腺位于下颈部前方，平对第5~7颈椎高度。甲状腺侧叶位于喉下部和气管上段的前外侧，上极达甲状软骨中部，下极至第6气管软骨环；有时侧叶的下极可伸至胸骨柄的后方，称为胸骨后甲状腺。甲状腺峡部常位于第2~4气管软骨前方。

3.甲状腺与甲状旁腺是什么关系？

甲状旁腺与甲状腺是完全不同的两个器官。甲状旁腺是扁圆形小体，左、右各有2个，长约6毫米，宽3～4毫米，厚0.5～2毫米，每个重35～50毫克。甲状旁腺的数目通常有上、下2对，共4个，腺体呈棕黄色或黄色，有时呈淡红色，表面光滑，形状大小略似黄豆，均贴于甲状腺侧叶的后缘，位于甲状腺背囊外，有时可埋藏于甲状腺组织中。甲状旁腺的主要作用是调节体内钙和磷的代谢，维持血钙平衡。

4.甲状腺有哪些作用？

甲状腺是人体的发动机，主要功能是合成、贮存和分泌甲状腺激素。甲状腺激素包括甲状腺素（T_4）和三碘甲状腺原氨酸（T_3），主要作用是调节机体新陈代谢，维持机体的正常生长发育，对于骨胳和神经系统的发育有较大的影响；调节蛋白质、糖和脂肪的代谢；同时帮助产热和能量代谢、氧气的消耗。甲状腺分泌功能低下时，机体的基础代谢率低，可出现黏液性水肿。如果在胎儿或婴儿时期甲状腺分泌功能丧失，则骨骼和脑的发育停滞，表现为身体矮小、智力低下的克汀病。甲状腺功能亢进时，可出现心率加快、失眠、急躁和手颤等，与交感神经和中枢神经兴奋性升高有关。

甲状腺激素对三大营养物质代谢的影响十分复杂。简单来说，正常情况下甲状腺激素主要是促进蛋白质合成，特别是使骨、骨骼肌、肝等部位的蛋白质合成明显增加，这对幼儿时期的生长、发育具有重要意义。然而，甲状腺激素分泌过多，反而使蛋白质，特别是骨骼肌的蛋白质大量分解，因而使肌肉收缩无力。甲状腺激素还可以促进小肠黏膜对糖的吸收、肝糖原分解。同时它还能促进外周组织对糖的利用，甲状腺功能亢进时血糖升高，有时出现尿糖。总之，甲状腺激素加速了蛋白质、糖和脂肪代谢，特别是促进许多组织的蛋白质、糖和脂肪的合成和分解氧化过程，从而增加机体的耗氧量和产能量。甲状腺激素是多种维生素代谢和多种酶合成所必需的激素，故其过多或过少均能影响维生素的代谢。

甲状腺激素对于一些器官系统的活动也有重要的作用，尤其对维持神经系统的兴奋性有重要的意义。甲状腺激素可影响中枢神经系统的发育，同时对已分化成熟的神经系统活动也有作用。

适量的甲状腺激素为维持正常的心血管功能所必需。过多的甲状腺激素对心血管系统的活动有明显的加强作用，表现为心率加快，可导致心律失常、心功能不全。反之，甲状腺激素不足，则见心率缓慢，心输出量减少，外周血管收缩，脉压变小，皮肤、脑、肾血流量降低。

甲状腺激素能使胃肠排空增快、小肠转化时间缩短、胃肠蠕动增加，故可见食欲旺盛，但仍感饥饿，且有明显的消瘦；大便次数增加且呈糊状。当甲状腺激素不足，可出现食欲下降，因肠蠕动减弱常见胀气和便秘。

甲状腺激素具有利尿作用，无论对正常人还是黏液性水肿的患者均很明显，在利尿的同时，尚能促进电解质的排泄。对破骨细胞和成骨细胞均具有兴奋作用，使骨骼更新率加快，过多的甲状腺激素可引起钙磷代谢紊乱，引起骨质脱钙、骨质疏松，甚至发生纤维囊性骨炎。

5.甲状旁腺有哪些作用?

甲状旁腺分泌的甲状旁腺激素（PTH）与甲状腺C细胞分泌的降钙素，共同调节钙和磷的代谢，控制血浆中钙和磷的水平，维持机体血钙的稳定（图19）。当PTH分泌不足时，可引起血钙降低，机体发生酸中毒，从而导致中枢神经和肌肉的功能紊乱。

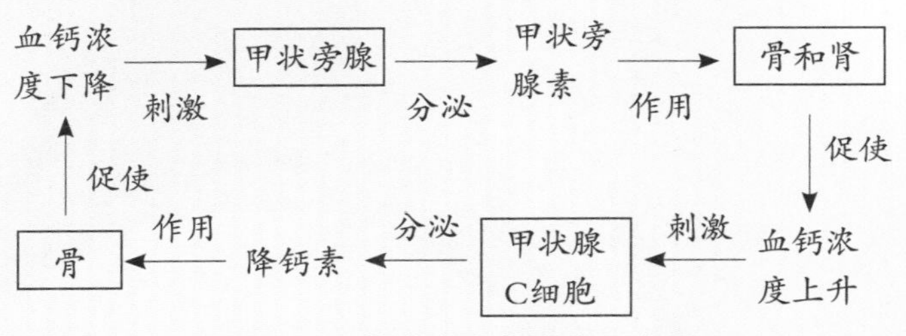

图19 甲状旁腺素与钙代谢示意图

PTH是调节血钙水平的最重要激素，它有升高血钙和降低血磷含量的作用。将动物的甲状旁腺摘除后，血钙浓度逐渐降低，而血磷含量则逐渐升高，直至动物死亡。对于人类来说，由于外科切除甲状腺时不慎或误将甲状旁腺摘除，可引起严重的低血钙。钙离子对维持神经和肌肉组织正常兴奋性起重要作用，血钙浓度降低时，神经和肌肉的兴奋性异常增高，可发生低血钙性手足搐搦，严重时可引起呼吸肌痉挛而造成窒息。

骨是体内最大的钙贮存库，PTH动员骨钙入血，使血钙浓度升高。此外，PTH能促进远球小管对钙的重吸收，使尿钙减少，血钙升高，同时还抑制近球小管对磷的重吸收，增加尿磷酸盐的排出，使血磷降低。

6.什么是桥本甲状腺炎？

桥本甲状腺炎是临床最为常见的甲状腺炎症，多以淋巴细胞浸润为主要特征，是以自身甲状腺组织为抗原的慢性免疫性疾病，一般好发于40~50岁的中年女性，常伴有甲状腺双侧肿大、隐痛以及乏力等症状的出现。桥本甲状腺炎属于既常见又特别的一类甲状腺炎。

（1）主要临床症状

①甲状腺功能异常，可表现为甲状腺功能亢进（简称“甲亢”）或者甲状腺功能减退（简称“甲减”）。起病初期，甲状腺组织遭到破坏，大量的甲状腺激素释放到血液中，患者出现甲亢，称为“桥本甲亢”；随着病程的进展，部分患者可出现亚临床甲减或甲减，甲减严重的患者甚至可出现便秘、情绪低落、黏液性水肿等症状。

②甲状腺形态发生改变，甲状腺呈弥漫性对称性肿大，双侧甲状腺可同时肿大，当肿大达到一定程度时，患者的颈部会出现增粗或颈前隆起，肿大严重时，可压迫气管，甚至食管，出现呼吸困难、吞咽梗阻感、声音嘶哑等症状。

（2）桥本甲状腺炎的处置

①定期监测甲状腺功能，甲状腺功能正常的桥本甲状腺炎患者一般不需要服药，出现甲状腺肿大时对症治疗即可。

②限制碘盐摄入，桥本甲状腺炎的患者需限制碘的摄入，日常生活中少吃含碘的食物（如海带、紫菜等），但需注意的是，除了甲亢期不摄入含碘食物外，其他时间可在医生指导下摄入适量碘，合理进行低碘饮食。

③多补充硒元素：研究表明缺乏硒元素的人群更容易患桥本甲状腺炎，患者可通过补充硒元素帮助降低甲状腺自身抗体水平，达到调节免疫功能紊乱的作用。饮食方面可以多食含硒的食物，如动物内脏、瘦肉、奶

制品、坚果等。

研究数据显示：目前临床上诊断为甲状腺癌的患者约有30%合并桥本甲状腺炎，但目前并未有研究证实桥本甲状腺炎与甲状腺癌有关，所以桥本甲状腺炎患者不必过度担心，在医生的指导下按时就诊复查即可。

7.甲状腺结节是什么原因引起的?

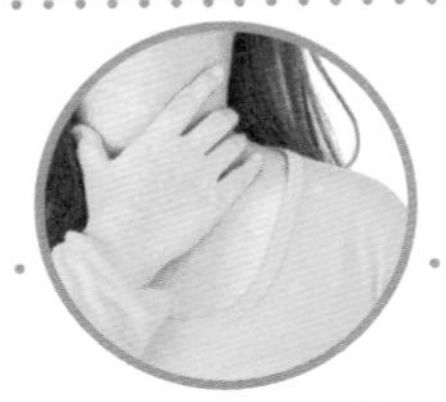

目前甲状腺结节病因和发病机制尚不清楚，相关研究表明，甲状腺结节的诱因可有以下几种。

（1）自身免疫：甲状腺结节的发生与自身免疫的紊乱有一定关系，尤其是有自身免疫性甲状腺炎时，自身免疫系统产生了攻击甲状腺的抗体，甲状腺组织被破坏，导致甲状腺激素分泌异常，甲状腺组织增生肿大，从而形成甲状腺结节。

（2）社会压力：现代人长期处于高压状态，容易出现亚健康状态，引起内分泌激素的改变和紊乱，尤其是女性，由于雌激素和甲状腺关系密切，激素改变会刺激结节的形成。有研究表明，女性在雌激素和孕激素升高时期，如妊娠期，患甲状腺结节的风险增加。除此之外，长期抑郁、高压、紧张、劳累，都易引起甲状腺结节。

（3）碘摄入量：碘是维持人体甲状腺正常功能的必需元素。在碘轻、中度缺乏地区甲状腺结节的发生率较高；但如果长期进食含碘高的食物（如海带、紫菜、海产品等），再加上日常生活中的碘盐，很容易引起碘过量，也易造成结节的形成。

（4）放射性接触：甲状腺患病与辐射接触剂量有关，且研究证实，儿童时期的电离辐射接触会大大增加患甲状腺结节的风险。

（5）糖代谢异常：研究发现胰岛素抵抗在甲状腺结节的血管形成分布、结构及密度形成中起着至关重要的作用，将影响甲状腺结节的形成和进展。

（6）家族遗传：甲状腺结节与遗传有很大的关系，家族中有相关病史者，其子代患病率相对增高。

8.甲状腺结节常见吗?

甲状腺结节是内分泌系统的多发病和常见病，是甲状腺细胞在局部异常生长所形成的甲状腺占位性病变。美国甲状腺协会将甲状腺结节定义为甲状腺上一种离散型的病变，可单发，也可多发，可为实性，也可为囊性。目前临床通过触诊估算的甲状腺结节发病率为4%～7%。临床筛查发现成年人甲状腺结节发病率较高。根据中华医学会内分泌学会的调查结果显示，甲状腺结节的患病率从以前的10.2%上升到20.43%。

9.哪些人容易得甲状腺结节?

（1）甲状腺结节多见于中青年人群，尤其以30~50岁的女性多见，根据调查数据显示，60岁以上的人群中，50%～80%的女性存在甲状腺结节。

（2）有家族遗传史的人群，由于遗传性酶的缺陷，导致甲状腺激素合成出现障碍，这种先天性的缺陷属于隐性遗传，因此存在甲状腺家族遗传史的人群更容易得甲状腺结节，且发生癌变的风险更高。

（3）长期接触辐射的人：长期接触辐射可能对甲状腺造成损伤，有可能引发甲状腺功能异常，甚至增加其癌变的风险。

（4）过于肥胖的人：研究表明，肥胖易引起各种恶性肿瘤，如甲状腺癌、肠癌、乳腺癌等。

（5）长期作息时间不规律的人群：研究表明迟睡、夜间睡眠剥夺、过度的白天睡眠，而总睡眠时间减少，可打乱内分泌平衡，导致甲状腺结节的发生和生长。

10.甲状腺结节的发生与碘有关系吗?

碘是人体必需的微量元素之一，是合成甲状腺激素的重要元素。碘缺乏病是一种常见的地方性疾病，缺碘不仅导致地方性甲状腺结节和甲状腺肿大，还可引起人体神经系统发育异常。因此，我国于1995年开始实行普遍食盐加碘措施，使得国民碘营养水平处于碘过量的情况。随着碘摄入量的增加，甲状腺疾病谱和发病率也随之发生了变化，高碘地区出现了碘致甲状腺肿的情况，国外的研究发现，当尿碘小于500微克/升时，儿童甲状腺容积可随碘摄入量的增加而增加。在2000年我国又下调了盐碘的含量。碘摄入量过多或过少均可使甲状腺的结构和功能发生改变，导致甲状腺疾病的发生。

随着生活水平的提高，人们越来越关注自己的健康状况，那如果查出甲状腺结节，一定需要“限碘”吗?

（1）普通良性甲状腺结节患者，且甲状腺功能正常，日常饮食可不做改变，保持正常的健康饮食即可。

（2）甲状腺结节合并“甲亢”患者，治疗期间，饮食要严格禁碘，食盐选择无碘食盐，禁食海带、紫菜、腌制品等。

（3）甲状腺结节合并“甲减”患者，应区分清楚，若甲减是因单纯缺碘引起的，需要适当增加碘的摄入；如果甲减是由桥本甲状腺炎引起的，需要适当限制碘的摄入。

（4）甲状腺结节合并“桥本甲状腺炎”患者，无须严厉忌碘，但应该低碘饮食，少碘补硒。

（5）甲状腺结节合并“单纯性甲状腺肿”患者，需适当补碘。

11.甲状腺结节怎么分类?

（1）甲状腺炎性结节：由桥本甲状腺炎和亚急性甲状腺炎等甲状腺炎导致的结节，属于良性病变，这种炎性可伴有甲亢和甲减。

（2）结节性甲状腺肿：主要是由甲状腺长期慢性增生所致，大部分属于良性病变，但是因为结节性甲状腺肿多为对发性，可能隐藏有恶性结节，需要检查确诊。可能会伴有甲亢。

（3）甲状腺囊性病变：简而言之就是甲状腺里长了一个疱，属于良性病变。

（4）甲状腺瘤：甲状腺腺体过度生长形成的一种肿瘤，虽然名为瘤，但大多属于良性病变。

（5）甲状腺恶性肿瘤：甲状腺结节的恶性病变，有一小部分可能伴有甲亢。

12.甲状腺结节就是癌吗?

甲状腺结节在体检报告上很常见，很多人体检一查出患有甲状腺结节就极为紧张，非常担心会变成甲状腺癌，需要开刀手术，但甲状腺结节就是甲状腺癌吗？它们究竟有何区别呢？

在医学上，“甲状腺结节≠甲状腺癌”，甲状腺结节是甲状腺肿物的总称。甲状腺结节可能是良性的甲状腺瘤，也有可能是恶性的甲状腺肿瘤，即甲状腺癌，除此之外还可能只是甲状腺的一个水疱，即甲状腺囊肿。临床研究表明：甲状腺结节，主要是由于患者局部甲状腺细胞异常增生引起，一般发现多个结节，并且左右两侧都有，一般多为良性。甲状腺癌是甲状腺组织所生长的新生物，显示为恶性肿瘤，因其生长缓慢，不易快速扩散，又称其为“懒癌”。大多数甲状腺结节患者没有临床症状，多由医院检查发现。甲状腺癌患者常常会有症状，当肿块压迫气管、颈、肋、骨骼等部位时，会出现声音嘶哑、呼吸困难，特别严重时甲状腺癌会出现甲状腺肿大伴单侧声带麻痹；除此之外，甲状腺癌还会伴随乳头状肿块出现、淋巴结肿大转移等症状。

13.甲状腺结节是良性的还是恶性的？

查出甲状腺结节千万不要慌，因为甲状腺结节基本上都是良性的，恶性比例很低，而良性的结节大多没有癌变的可能性，那如何判断结节是良性的还是恶性的呢？临床上最常用的辅助检查就是超声检查和细针吸取细胞学检查（或称细针穿刺细胞学检查，后文称穿刺检查）。甲状腺的超声检查是公认的甲状腺结节最敏感的影像检查方法，对甲状腺恶性肿瘤的评估具有高度敏感性和特异性。甲状腺超声报告一般从结节的数目、形态、边界、内部结构、钙化、回声等多个方面描述，可以初步判断甲状腺结节的良、恶性，如表7所示：

表 7 甲状腺结节超声检查报告的“暗示”

良性结节的描述	恶性结节的描述
多个的，较小的	单发的结节概率高
一般椭圆形或类圆形	形态不规则
边界清晰	边界不清晰
纵横比小于1	纵横比大于1
囊性结节多为良性	实性结节可能性大
多为高回声	低回声
包膜完整	无明显包膜或包膜不完整
粗钙化，无钙化	微小钙化
无血流信号或少量血流信号	丰富并且杂乱的血流信号
0～3级	4级以上[1]

注：1.超声结果显示4级以上时，需做甲状腺穿刺检查，进一步鉴别结节的良、恶性。

14.甲状腺结节会遗传吗?

甲状腺结节是否遗传由病因决定。缺碘导致的甲状腺结节，一般不具有遗传性，但如果是桥本甲状腺炎、甲状腺癌导致的甲状腺结节，则具有一定的遗传倾向，需要引起注意。但甲状腺结节并不是遗传病，只是存在家族多发的情况。通常所说的遗传病都有明确的基因或染色体异常，从目前研究结果来看，甲状腺结节不管良性还是恶性，都不存在明确的基因缺陷，所以不属于遗传病。

15.甲状腺癌有哪些类型?

甲状腺癌是临床一种常见的内分泌系统恶性肿瘤。近年来，随着人们饮食习惯和生活习惯的改变，甲状腺癌的发生率不断升高。相关研究数据显示，甲状腺癌的发病率占全身肿瘤的0.2%~1.0%，且女性的发病率高于男性。甲状腺癌的病理分型主要包括甲状腺乳头状癌、甲状腺滤泡状癌、甲状腺髓样癌和甲状腺未分化癌。

（1）甲状腺乳头状癌：约占甲状腺癌总数的70%，多见于40岁以下的女性，儿童一旦发生甲状腺癌，基本上都为甲状腺乳头状癌。患者一般无明显的症状，这一类肿瘤分化好，生长缓慢，恶性程度低，质地呈软胶性硬度或较硬，边界不清，活动度一般，但甲状腺乳头状癌的愈后比较好。

（2）甲状腺滤泡状癌：它来源于甲状腺滤泡细胞，是一种具有包膜的实性肿瘤，发病率仅次于甲状腺乳头状癌，常见于40~60岁中老年女性，有家族史的患病率更大。此类肿瘤生长缓慢，边界清楚，有包膜感，肿瘤细胞常侵入包膜外的腺体组织和血管中，多通过血行转移至肺和骨骼等部位，愈后不如甲状腺乳头状癌。

（3）甲状腺髓样癌：是一种特殊类型的甲状腺癌，仅占甲状腺癌的7%，可发生于任何年龄，男女发病率无明显差异，具有衍生性和家族性。其癌细胞排列成巢状或囊状，没有乳头状或滤泡结构，呈未分化状态，癌细胞间有淀粉样物质沉淀，恶性程度中等，患者颈前肿物发展较慢，肿块无包膜，质地较硬，部分患者伴有慢性腹泻和面部潮红等肿瘤综合征。

（4）甲状腺未分化癌：是甲状腺恶性程度最高的癌，约占15%，临床上比较少见，好发于老年男性，一般病程短，但肿瘤生长、发展和扩散的速度非常快，在早期就会侵犯周围的组织；除此之外，甲状腺未分化癌的治疗效果比较差，患者平均生存的时间比较短，复发、转移的时间比较快，一般愈后都较差。

16.甲状腺癌的临床表现有哪些？

甲状腺癌早期临床表现不明显，不易被发现，通常是偶然发现颈部甲状腺内有一坚硬不均匀的肿块，随着吞咽动作，肿块会上下移动。

甲状腺癌变六大“藏不住”的表现

（1）颈部肿大：甲状腺癌的患者中，约95%可出现颈部肿块，这类肿块质地较硬，尤其是孤立的、不规则的、边界不清、活动度欠佳，并且生长速度快，一旦颈部出现这类肿块，应引起重视，及时就医。

（2）淋巴结肿大：甲状腺癌患者因为免疫功能下降，淋巴细胞发生炎症而造成肿大，除此之外，甲状腺癌发生淋巴结转移，也会导致淋巴结肿大。

（3）声音嘶哑：甲状腺肿瘤生长到一定的大小，当压迫到周围的声带及附近的神经组织时，会引起明显的声音改变，出现声音嘶哑，严重时甚至可出现发声困难。

（4）呼吸困难：甲状腺肿瘤生长到一定程度还可能压迫到气管，并引起呼吸困难、刺激性咳嗽。除此之外，当肿瘤压迫到食管时，一些患者还会出现吞咽困难的症状。

（5）颈部疼痛：甲状腺大多不会引起明显的疼痛，但也有部分患者由于肿瘤压迫到周围颈丛神经，颈部可出现疼痛感，主要表现为胀痛，并且疼痛还可放射至肩膀、耳朵等部位。

（6）激素紊乱：甲状腺作为内分泌器官，发生癌变后可导致甲状腺激素分泌紊乱，从而引起甲亢，表现为腹泻、食欲增强、体重变化等。

17.甲状腺癌可以治愈吗？

甲状腺癌是内分泌系统最常见的恶性肿瘤，按肿瘤的病理类型可分为：乳头状腺癌、滤泡状腺癌、髓样癌和未分化癌。甲状腺癌一般是可以治愈的，如果甲状腺癌患者发现得比较早，可以通过手术将癌症部位全部切除，切除之后患者的病情可以达到临床治愈标准，大部分患者不会复发。

甲状腺癌发病初期多无明显症状，故发现得比较晚，出现癌细胞转移，以脑部和骨骼转移多见，一般是不能治愈的。即使发生转移，只要患者积极配合治疗，患者的生存期也是可观的。但同时，患者需要保持良好的心理状态及心情，进行功能性康复锻炼，定期复诊及随访。

第二节

诊断与治疗

18.甲状腺结节患者在门诊就诊时应该挂什么科?

患有甲状腺结节可以挂以下几个科室:

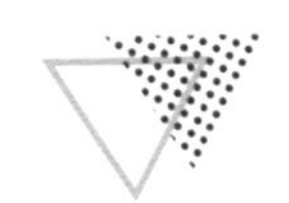

①内分泌代谢科。

②甲状腺外科。

③耳鼻咽喉—头颈外科。

④普通外科。

19.什么情况下需要怀疑甲状腺癌?

甲状腺癌患者初期多无明显症状,常在无意间或体检时发现,抑或是在颈部发现单个、固定、质硬、表面高低不平、吞咽时上下移动的肿块,晚期可产生声音嘶哑、呼吸困难、吞咽障碍和压迫颈交感神经节引起的Horner综合征及颈丛浅支受侵,出现耳、枕、肩等部位的疼痛和局部淋巴及远处器官转移。发现以上情况需要怀疑甲状腺癌。

20.血液甲状腺功能检查项目有哪些？分别有什么意义？

甲状腺血液检查项目有：促甲状腺激素（TSH）、T_3、T_4、游离三碘甲状腺原氨酸（FT_3）、游离甲状腺素（FT_4）、人甲状腺球蛋白（HTG）、抗甲状腺球蛋白抗体（TGAb）、抗甲状腺过氧化物酶抗体（TPOAb）、TSH受体抗体（TRAb）、反三碘甲状腺原氨酸（rT_3）。

（1）TSH临床意义：TSH升高见于各种原因所致的原发性甲状腺功能减退症，如甲状腺炎、甲状腺肿或甲状腺癌手术后、放射性^{131}I治疗过量等，以及继发性（垂体）甲状腺功能减退症。TSH减低见于各种原因所致的原发性甲状腺功能亢进症，甲状腺腺瘤、桥本甲状腺炎及亚急性甲状腺炎的早期等，以及垂体前叶功能减退。

（2）T_3临床意义：T_3升高见于各种原因所致的甲状腺功能亢进症，如Graves病、甲状腺腺瘤、桥本甲状腺炎、亚急性甲状腺炎的早期、继发性（垂体）甲状腺功能亢进症等；口服避孕药、怀孕等也可使T_3升高。T_3减低见于各种原因所致的甲状腺功能减退如甲状腺炎、甲状腺肿或甲状腺癌手术后、放射性^{131}I治疗过量、继发性（垂体）甲状腺功能减退症、低T_3/T_4综合征等。苯妥英钠、保泰松、水杨酸盐可使T_3从结合蛋白质中释放出来而使T_3检测值降低。

（3）T_4临床意义：T_4升高见于各种原因所致的甲状腺功能亢进症，如Graves病、甲状腺腺瘤、桥本甲状腺炎及亚急性甲状腺炎的早期、继发性（垂体）甲状腺功能亢进症等；口服避孕药、怀孕也可使T_4升高。T_4减低见于各种原因所致的甲状腺功能减退如甲状腺炎、甲状腺肿或甲状腺癌手术后、放射性^{131}I治疗过量、继发性（垂体）甲状腺功能减退症、低T_3/T_4综合征等。

（4）FT_3临床意义：FT_3升高见于各种原因所致的甲状腺功能亢进症，如甲状腺腺瘤、桥本甲状腺炎及亚急性甲状腺炎的早期；Graves病、继发性（垂体）甲状腺功能亢进症等。FT_3减低见于各种原因所致的甲状腺功能减退，如甲状腺炎、甲状腺肿或甲状腺癌手术后、放射性^{131}I治疗过量、继发性（垂体）甲状腺功能减退、低T_3/T_4综合征等。

（5）FT_4临床意义：FT_4升高见于各种原因所致的甲状腺功能亢进症，如Graves病、甲状腺腺瘤、桥本甲状腺炎及亚急性甲状腺炎的急性期、继发性（垂体性）甲状腺功能亢进症等。FT_4减低见于各种原因所致的甲状腺功能减退，如甲状腺炎、甲状腺肿或甲状腺癌手术后、放射性^{131}I治疗过量、继发性（垂体）甲状腺功能减退、低T_3/T_4综合征等。

（6）HTG临床意义：HTG增高见于甲状腺癌、Graves病、亚甲炎等。HTG降低见于甲状腺癌切除术后、先天性甲状腺功能低下或发育不全等。

（7）TGAb临床意义：TGAb增高见于自身免疫性甲状腺疾病，如桥本甲状腺炎、Graves病、亚急性甲状腺炎、产后甲状腺炎等。

（8）TPOAb临床意义：TPOAb增高见于自身免疫性甲状腺疾病，如桥本氏甲状腺炎、Graves病，亚急性甲状腺炎、产后甲状腺炎等。

（9）TRAb临床意义：TRAb测定指征包括①自身免疫性甲亢的诊断或排除，以及与功能自主性甲状腺多发结节的鉴别诊断；②监测Graves病患者治疗和复发情况；③怀孕期间测定TRAb评估新生儿甲状腺疾病危险程度。

（10）rT_3临床意义：rT_3浓度升高常见于各种原因所致的甲状腺功能亢进症，与血清中T_3和T_4的变化基本一致；rT_3浓度降低常见于各种原因所致的甲状腺功能减退；某些非甲状腺疾病，如肝硬化、肝昏迷、肾病、肾衰、心肌梗死、严重呼吸和消化系统疾病、创伤、烧伤、手术、糖尿病等可致rT_3明显升高，T_3/rT_3比值降低，这一指标对上述疾病程度的判断、疗效观察具有重要意义。怀孕期间，脐血及羊水rT_3含量较高，可反映胎儿甲状腺功能状态。

21.超声检查在甲状腺疾病诊断中的作用是什么？

甲状腺超声检查主要作用是判断甲状腺有无病变，有无增大，有无缩小以及甲状腺内有无异常的结节。甲状腺超声检查用于检查甲状腺结节时，可以判断结节是恶性还是良性，具有非常重要的辅助诊断作用，主要意义在于：

①甲状腺超声检查可以对甲状腺的血流以及回声的情况进行判断，对判断甲状腺功能亢进、桥本甲状腺炎以及亚急性甲状腺炎方面都有较大的作用。

②甲状腺超声检查对甲状腺结节的诊断价值也是比较大的。因为甲状腺超声检查可以对甲状腺结节、数量、大小、回声、血流、有无钙化、边界是否清楚进行很准确的描述，会根据一定标准对甲状腺结节进行分级，在诊断良性及恶性方面具有较好的临床参考价值。

22.甲状腺结节什么情况下需要接受穿刺检查？

一般情况下不建议做甲状腺穿刺，只有对于性质不明、可疑恶性的甲状腺结节才会进行甲状腺穿刺手术。一般患者甲状腺结节经彩超检查超过1厘米，并且超声结果提示有恶性征象的情况下需要做甲状腺穿刺。对于5～10毫米的结节，如果有以下几种情况需要考虑进行甲状腺穿刺检查：

①超声检查结果提示有恶性征象。

②有甲状腺癌或甲状腺癌综合征家族史。

③颈部淋巴结超声有恶性特征影像者。

④有颈部放射线照射治疗史及辐射污染接触史。

⑤甲状腺出现明显钙化灶或者边界模糊的结节。

⑥癌胚抗原/血清降钙素检查结果异常升高者。

⑦甲状腺结节生长速度过快。

⑧甲状腺周围淋巴结肿大。

23.甲状腺结节穿刺有哪些禁忌证?

①女性月经期不可进行穿刺。
②甲状腺穿刺部位有伤口及感染。
③有严重心脏衰竭的患者。
④有凝血功能障碍者。
⑤有呼吸衰竭者。
⑥不断咳嗽及吞咽困难难以配合者。
⑦拒绝进行甲状腺穿刺者。
⑧长期服用抗凝药且未按医生指导停药者。
⑨穿刺部位可能损伤邻近重要器官。

24.甲状腺穿刺的结果一定准确吗?

甲状腺结节穿刺准确率一般比较高，可以达90%，已被确定为一种高度准确的诊断方法，属于甲状腺结节性疾病的常规诊断方法。临床医生会根据穿刺的细胞学检查结果，再决定是否进行手术病理组织切除，并进行组织学检查。若细胞学检查结果与组织学检查结果一致，则细胞学检查准确。但事事无绝对，甲状腺穿刺也有假阳性的概率。

当甲状腺上有多个结节，有一些结节怀疑是恶性时，做甲状腺穿刺可以明确甲状腺结节的良、恶性，如果是良性，可以不做手术；如果是恶性则必须做手术。如果不去做甲状腺穿刺，就不能明确良性或恶性，也不能确定患者是否需要手术；所以甲状腺穿刺可以避免一些不必要的手术。

25.甲状腺结节患者做基因检测的目的是什么？

甲状腺结节患者做基因检测的目的在于，为细针穿刺活检结果不确定或难以判断结节良、恶性的患者，提供了更为精准和有效的检测方法，避免了甲状腺结节的过度治疗。为已确定恶性甲状腺结节及甲状腺癌的患者，提供了更为精准的个体化治疗，为临床医生确定治疗方案提供了更为有效可靠的依据。对于某些难治性甲状腺癌，通过基因检测制订个体化用药方案，可以有效减轻临床症状，为患者带来希望。基因检测技术的提升，对于某些甲状腺结节患者有着十分重要的意义。

26.良性甲状腺结节的治疗方案有哪些？

良性甲状腺结节需要根据患者症状来决定治疗方案，目前常用的治疗方案包括：药物治疗、手术治疗及定期复查。

（1）药物治疗：如果患者有明显的甲亢症状，需要服用抗甲状腺药物治疗，如甲巯咪唑、丙硫氧嘧啶等。

（2）手术治疗：若怀疑有癌变，则需择期行手术切除治疗，切下组织做病理活检，明确结节性质。如果结节体积较大，有明显的压迫器官或周围组织引起呼吸困难或进食困难者，需尽早进行手术切除治疗。

（3）如果患者结节较小，且无任何不适症状，可暂时保守观察，嘱患者定期复查甲状腺超声和甲状腺功能检查。

27.什么是甲状腺激素抑制治疗？

甲状腺激素抑制治疗是甲状腺癌术后进行的重要治疗方法之一。由于甲状腺滤泡细胞癌含有TSH受体，TSH是肿瘤生长的一个刺激因子，给予甲状腺激素，可以抑制垂体TSH分泌，从而达到抑制肿瘤生长的目的。

此外，针对甲状腺结节，甲状腺激素抑制治疗可以起到缩小结节的作用，能够预防新的结节产生，属于药物治疗。具体的用量应遵医嘱，根据患者病情轻重决定，在治疗一个疗程后进行复查。病情没有好转或者出现加重的情况，要停止用药，用药期间忌吃辛辣刺激性食物，避免影响药物的药效。

TSH抑制治疗的用药可以首选左甲状腺素钠片，但左甲状腺素钠片里面的甲状腺激素的剂量以及T_3和T_4的比例不是很稳定，可能会带来TSH的波动，所以不建议作为长期抑制治疗的首选药物。

早餐之前空腹顿服左甲状腺素钠片，最有利于维持稳定的TSH水平，对患者个体而言，抑制治疗的T_4剂量就是达到TSH抑制目标所需要的剂量。

对已经全部清除甲状腺的甲状腺癌的患者，抑制治疗的左甲状腺素钠片的剂量通常是高于单纯替代剂量的，每千克体重每天用量是1.5~2.5微克。

28.治疗甲状腺结节的热消融术是什么？

热消融术作为治疗甲状腺良、恶性肿瘤的新技术，主要包括激光消融、射频消融、微波消融和高能聚焦超声消融，其原理是通过影像学技术，将消融针导入病灶内，使得组织在极高温条件下发生不可逆凝固性坏死，具有微创、简便、美观效果好、较好保留甲状腺功能、恢复快、安全等特点，不仅满足了患者对肿瘤治疗的要求，同时也兼顾了患者对微创、美观的心理需求。但热消融术在我国治疗良、恶性甲状腺结节有一定的适应证与禁忌证。

（1）我国使用热消融术治疗良性甲状腺结节的适应证和禁忌证

①适应证

在我国使用热消融术治疗良性甲状腺结节的适应证应同时满足以下a~c并满足d的其中一点即可：

a.超声检查为良性，细针穿刺活检病理为FNA-Bethesda Ⅱ类，或术前病理活检证实为良性结节。

b.患者在儿童期无放疗史。

c.充分沟通后患者要求微创介入治疗，拒绝外科手术及观察。

d.自主功能性甲状腺结节引起甲亢；患者存在疼痛、异物感或颈部不适等与结节相关的自觉症状；手术后残余复发结节，或结节体积明显增大。

②禁忌证：

符合以下3条其中之一则不能使用热消融术。

a.巨大胸骨后甲状腺肿或大部分甲状腺结节位于胸骨后方；对侧声带功能障碍。

b.严重凝血功能障碍。

c.重要脏器功能不全。

（2）我国使用热消融术治疗恶性甲状腺结节的适应证和禁忌证

①适应证

a.肿瘤直径≤5毫米（肿瘤四周均未接近包膜者可放宽为直径≤1厘米），同时肿瘤距离内侧后包膜>2毫米。

b.局限于甲状腺的单灶微小癌，没有甲状腺外和甲状腺包膜侵犯的证据。

c.细胞学证实为无侵袭性亚型的甲状腺乳头状癌。

d.无转移性肿大淋巴结的相关证据。

e.病灶不位于峡部。

f.患者无甲状腺癌家族史，无青少年或童年时期颈部放射线暴露史。

g.不适合或拒绝手术治疗的高危患者。

②禁忌证

有以下6种情况之一则不能使用热消融术。

a.肿瘤短期内进行性增大（6个月内增大超过3毫米）。

b.颈部或远处发现转移。

c.病理学高危亚型。

d.对侧声带功能障碍。

e.严重凝血功能障碍。

f.重要脏器功能不全。

29.良性甲状腺结节需要外科手术治疗吗?

甲状腺结节在甲状腺疾病中非常多见，随着现代检查技术的不断发展，甲状腺结节检出率越来越高，其中多为良性结节，但因其在狭小的空间内不断发育，对于周边正常组织会产生一定的压迫，因此需要接受对症治疗，以减轻不适的症状。治疗方案有药物保守治疗、手术根治治疗及放疗手段，不是所有的良性甲状腺结节都需要手术治疗。

对于无症状良性甲状腺结节的患者定期随访即可，对于良性甲状腺结节大于4厘米、结节突出影响颈部美观、结节压迫气管导致吞咽困难等情况则需要进行外科手术治疗。具体需要采取怎样的治疗措施，则由主治医生依据患者病情来做决定。

30.甲状腺癌的治疗方法有哪些？

甲状腺癌是发生率较高的内分泌系统恶性肿瘤，好发于青壮年群体，且女性患病率较男性高。临床依据甲状腺癌分化情况将其通常分为分化型甲状腺癌和未分化型甲状腺癌，其中分化型甲状腺癌占所有甲状腺癌的90%以上。国际公认的分化型甲状腺癌的标准治疗方案为“外科手术治疗+^{131}I放射性治疗+TSH抑制治疗”。

甲状腺癌早期无明显症状，常于体检时发现，随着病情的变化，主要表现为吞咽困难、声音嘶哑等症状，一经确诊需早日手术治疗，但术后患者常常存在复发、转移的风险，因此还需进行TSH抑制治疗和^{131}I治疗。针对甲状腺次全切除或完全切除的患者，为了预防甲状腺功能减退，以及抑制TSH作用，患者必须终身服用甲状腺素片，如左甲状腺素钠片。放射性^{131}I治疗是利用甲状腺癌细胞具有吸收碘的功能特点，将放射性碘高浓度聚于肿瘤组织中，从而达到杀死癌细胞的目的。因此，分化型甲状腺癌患者手术后进行^{131}I治疗和TSH抑制治疗，可提高甲状腺癌清除率，减少不良反应，可以维持甲状腺的正常功能。

31.甲状腺癌必须立即手术治疗吗？等待过程中需要注意什么？

甲状腺癌的病因尚不明确，多认为与遗传因素、饮食因素、放射线接触史等有关，其主要症状表现为吞咽困难、声音嘶哑、颈部肿大等，对患者的身心健康与生命安全有一定的威胁。

甲状腺癌不一定要手术，甲状腺未分化癌及存在手术禁忌证者不进行手术。发现甲状腺癌时，应及时去医院就诊，经医生检查评估后选择合适的治疗方法，避免延误病情。

等待手术过程中的注意事项如下：

（1）遵医嘱完善相关检查，如心电图、彩超、血常规等检查，如在等待过程中有不适及时就医。

（2）控制好血压，患有高血压的患者应按常规服用降压药物，血压处于稳定期方可手术。

（3）应保持规律生活，进食清淡易消化的饮食，避免进食辛辣生冷的食物，多吃蔬菜、水果，以提升自身的免疫力。

（4）了解疾病相关知识，消除紧张、焦虑的情绪，保持愉悦的心情，增加战胜疾病的信心。

32.甲状腺癌术后需要放疗或化疗吗？

对于分化型甲状腺癌，中国和美国甲状腺学会的甲状腺结节和分化型甲状腺癌诊治指南均没有关于放疗和化疗的相关推荐。而我国国内指南指出由于甲状腺癌对于放疗和化疗缺乏敏感性，因而不建议在分化型甲状腺癌的治疗中常规使用放疗或化疗，一般只在以姑息治疗为目的、无法进行手术或同位素治疗、仍有残留肿瘤的情况下使用放疗或化疗。

对于未分化型甲状腺癌，其预后差，肿瘤恶性程度高，增殖快，更容易出现局部侵犯，手术后联合使用放、化疗的模式相较单纯手术治疗而言，能够使较晚期的分化型甲状腺癌患者取得更好的局部控制率和总存活率，即便患者存在远处转移，姑息性的放疗也可以帮助控制肿瘤局部进展，改善患者相关症状，提高患者的生活质量。

中国和美国甲状腺学会指南指出，对于原发肿瘤可切除的患者，没有证据表明术前放疗或化疗的疗效优于术后，故首选手术治疗，术后行辅助放、化疗。对于术前评估为无法完全切除的肿瘤，在无远处转移的情况下，可以进行放疗或联合化疗来期待手术机会。

33.什么是晚期甲状腺癌的靶向治疗？

靶向治疗是一种新辅助治疗方式，主要是基于对肿瘤基因层面和分子层面的研究而产生的技术，主要以药物治疗方式为主，其目的是降低肿瘤分期、提高手术根治性切除的可能性、变“不可切除”为“可切除”、提高患者的生活质量。

甲状腺癌的靶向药物主要包括酪氨酸激酶抑制剂、*BRAF*抑制剂和RET抑制剂等，虽然都不能治愈甲状腺癌，但在一定程度上可以控制肿瘤的生长速度，减缓疾病进展速度，逆转基因改变导致的治疗抵抗或耐受，使传统的治疗方式再次对之有效。目前获得美国食品药品监督管理局和欧洲药品管理局的批准药物只有索拉非尼和乐伐替尼，主要用于治疗放射性碘治疗难治性甲状腺癌。

34. 中医中药可以治疗甲状腺结节或甲状腺癌吗?

中医中药是可以治疗甲状腺结节的。中医学认为甲状腺结节病是因为情志内伤，肝失疏泄，气机郁滞、壅滞于颈部所致。所以，中药对症处理是可以治疗甲状腺结节的。

甲状腺疾病在中医学属于“瘿病”的范畴，查阅古代中医典籍可知，早在战国，《吕氏春秋》中就有记载“轻水所多秃与瘿人”，对于该病颈部的肿块多称之为 “瘿瘤”。从古至今，根据诸多医家认为，“瘿瘤”的特征是颈前肿大和结块，是气滞、痰凝、血淤三者相互交杂，合而为患，搏结于颈前所致。采用的治法以疏肝解郁、益气活血、化瘀消痰、滋阴潜阳为主，古今医家集思广益，根据疾病各个阶段的不同病理表现采取不同的医法，常用内服外治法来治疗甲状腺疾病。

35. 中医中药治疗甲状腺结节和甲状腺癌的方法有哪些?

中医认为本病病机在于“精明失养”，治疗上以“健脑宁心”为基础，或以柔肝为重，或以滋肾为重，配合软坚散结，根据结节的不同性质，选择理气、化淤或活血药，根据临床辨证施治，灵活调整。如“甲安合剂”可起到“健脑宁心、柔肝滋肾、软坚散结”的作用。

由于患者个人体质的差异性、病情的多样性，各医家对甲状腺结节的见解和治疗方法不同。中药治疗以“疏肝解郁、益气活血、化瘀消痰、滋阴潜阳”为原则，使用一些活血化瘀、软坚散结的中药，比如常用生牡蛎、海藻、海螵蛸软坚散结，川芎、当归等活血化瘀。中医理疗则是医者根据患者的结节情况，实施针灸、拔罐等操作。

第三节

护理与康复

36. 甲状腺结节患者在术前有哪些注意事项？

（1）患者应提前了解手术治疗的相关知识及手术治疗对于病症的重要性，并做好接受手术治疗的常规准备，如彩超、胸片、心电图、血常规等检查。

（2）由医护人员指导进行必要的体位训练，如呼吸锻炼、床上排泄训练等。

（3）饮食方面：术前应戒烟酒，规律生活，宜进食清淡、易消化的饮食，多吃蔬菜、水果，注意保暖防止感冒，以预防术后肺部并发症的发生。

（4）心理方面：术前可主动与医护人员沟通交流，消除其思想上的顾虑，保持愉悦的心情积极配合治疗。

（5）患有高血压的患者应按常规服用降压药物，血压处于稳定期方可进行手术。

37.甲状腺结节患者在穿刺检查前后的注意事项有哪些?

(1)穿刺检查前应注意

①患者应按医嘱完善相关术前检查，如血常规、凝血功能、彩超等检查。

②穿刺前患者应规律作息，宜进食清淡、易消化的饮食，避免辛辣刺激的食物，多吃蔬菜、水果。

③穿刺当日衣着宜宽松舒适，不穿高领衣服，最好选择能充分暴露颈部的衣服。

④穿刺前了解手术的相关知识、注意事项、安全性等，也可通过循环播放穿刺的视频，了解整个穿刺过程，减少恐惧感。

⑤提前知悉在穿刺过程中，四肢不活动，不咳嗽，尽量减少吞咽活动，以免损伤血管及气管；如有明显的不适感，无法忍受穿刺，可举手示意医生停止操作。

(2)穿刺后应注意

①穿刺后可用冰袋局部按压30分钟，冰敷可使局部血管收缩，有效预防出血，然后进行超声检查，确认无出血情况后方可离开医院。

②保持情绪稳定，防止血压急剧升高。

③穿刺后当日饮食以清淡、细软为主，避免食用过热、过硬的食物以增加出血风险，若有不适，及时就医。

④禁止颈部剧烈活动。如果出现颈部肿胀、疼痛加剧及呼吸困难等症状，应及时就医。

⑤术后一周内避免淋浴，提高机体抵抗力，防止感染。

38.甲状腺术后什么时间可以活动颈部？怎样活动颈部？

（1）术后什么时间可以活动颈部

传统开放手术：拆线以后可以活动颈部。

腔镜下甲状腺手术：术后5天可逐渐活动颈部。

（2）术后怎样活动颈部

术后24小时内尽量限制颈部活动，避免颈部弯曲或过伸、快速的头部运动，以防气管压迫或引起伤口牵拉痛。术后一周内改变体位时，应保持颈部、躯干同时转动；床上坐起或弯曲移动颈部时将手放在头后以支撑头部重量。术后第2～3天，指导患者头部先向手术对侧转动，转动幅度为小于60°，每次转动后维持5秒以上，每组转动 5 次以上，每天5～6组；再向手术同侧转动头部，转动幅度为小于60°，每次转动后维持 5 秒以上，每组转动5次以上，每天5～6组。术后4～7天，上下左右转动头部，转动的幅度为可以转动到的最大角度，每次转动时维持5秒以上，每组转动 5 次以上，每天5～6组。刚开始锻炼时，动作宜缓慢、轻柔并保持放松，循序渐进，以身体耐受为宜。

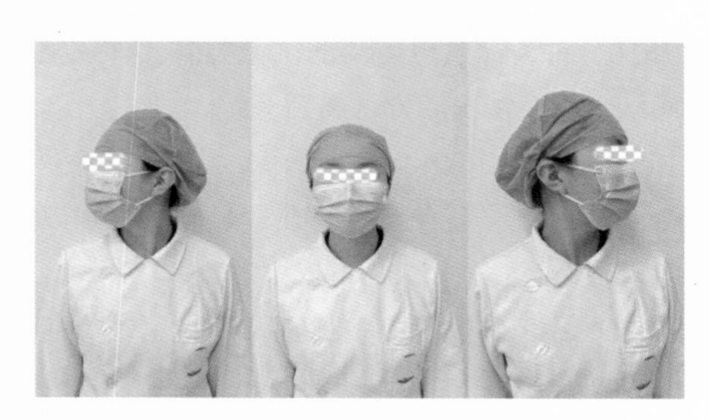

图20 甲状腺术后颈部康复训练1

甲状腺术后颈部康复训练1的动作描述：保持肩部不动，头保持正中位，缓慢将头部向左转动，幅度小于60° 回到正中位，再缓慢向右转动，幅度小于60°，左右转动颈部，以不感到切口疼痛为宜（见图20）。

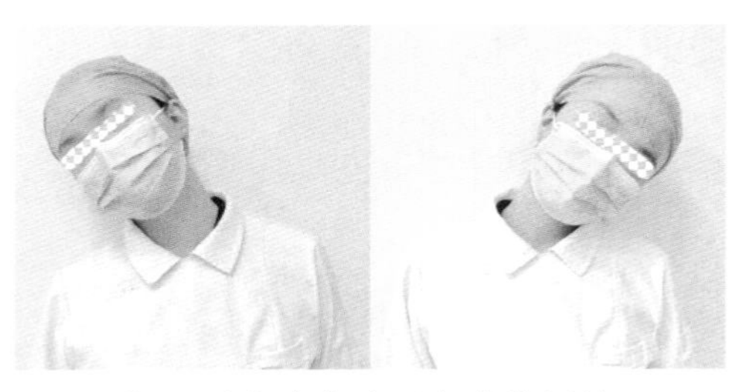
图21 甲状腺术后颈部康复训练2

甲状腺术后颈部康复训练2的动作描述：头保持正中位，向左侧屈（耳朵向左侧肩膀方向靠近），再缓慢回到正中位，向右侧屈（见图21）。

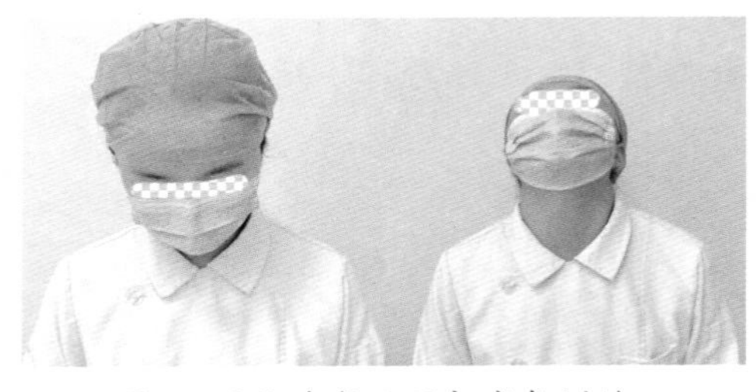
图22 甲状腺术后颈部康复训练3

甲状腺术后颈部康复训练3的动作描述：头保持正中位，躯干直立，头部缓慢向后仰看天花板，再回到正中位，头再缓慢向下看地板（见图22）。

39.甲状腺术后什么时候拆线？切口的居家观察与护理的注意事项是什么？

甲状腺术后需根据切口愈合情况决定拆线时间，如无感染，5~7天即可拆线。

出院后，注意保暖，避免感冒咳嗽。注意观察手术切口情况，不宜做剧烈运动，以保护切口区域不受外力的影响。

出院拆线后4 ~ 5天，患者可揭去切口敷料，如无红、肿、热、痛，可用温水进行淋浴，勿使用过热的水清洗伤口周围，洗澡时禁止用力揉搓切口部位。

切口周围水肿：切口周围可能会持续不适，切口上方可能有不同程度的水肿，并引起吞咽不适及牵拉感，不要担心，一般3个月后会逐渐恢复。

保持清洁卫生，及时擦去汗液，避免局部刺激增加结缔组织炎性反应，瘙痒反而加重。

切口局部不用化妆品，化妆品普遍含有香精、色素等，甚至一些还含有重金属铅、汞以及甲醛，这些物质会增加术后瘢痕的刺痒感。

40. 甲状腺术后复查哪些项目？多久复查一次？

（1）复查内容：主要做颈部B超和甲状腺功能血液检查，术后每满一年，需要做胸部X线平片或胸部CT平扫了解情况。

（2）复查时间：术后1个月根据病理报告结果确认下一次复查的时间，病情特殊的患者可能需要增加复查频率。复查项目以抽血、B超复查，甲状腺功能检查为主，具体项目也由主管医生决定，每次药物调整后4~6周也要复查一次甲状腺功能血液检查，直至用药和甲状腺功能稳定下来。此外，如有任何不适，或发现颈部结节、肿块等，应随时复查。

41. 甲状腺癌患者术后甲状腺功能相关指标应该控制在什么范围？

甲状腺患者术后的甲状腺功能相关指标正常范围见表8。

表 8 甲状腺功能相关指标正常范围

序号	英文名称	中文名称	参考范围
1	TSH	促甲状腺激素	0.27 ~ 4.2 mU/L
2	T_3	三碘甲状腺原氨酸	1.3 ~ 3.1 nmol/L
3	FT_3	游离三碘甲状腺原氨酸	3.60 ~ 7.50 pmol/L
4	T_4	甲状腺素	62 ~ 164 nmol/L
5	FT_4	游离甲状腺素	12.0 ~ 22.0 pmol/L
6	hTg	甲状腺球蛋白	3.5 ~ 77 μg/L
7	TGAb	甲状腺球蛋白抗体	小于115 U/mL
8	PTH	甲状旁腺激素	1.60 ~ 6.90 pmol/L
9	25-OHD	25羟基维生素D	47.7 ~ 144 nmol/L

甲状腺术后最主要观察TSH，TSH高可导致甲状腺癌复发，一般应控制在0.5 mU/L左右。

42.甲状腺术后有哪些饮食忌口?

甲状腺术后一定要多休息，短期内建议以清淡、易消化的食物为主。忌烟、酒、浓茶、咖啡及辛辣刺激性食物。

①少食含碘量高的食物，如海蜇、海参、海鱼、紫菜、海带、龙虾、带鱼等。

②少食辛辣刺激的食物，如花椒、辣椒、胡椒、葱、桂皮、芥末、咖啡、茶、烟、酒等。

③少食油腻食物，如烧烤、炸鸡、薯条、肥肉、油炸油煎食物等。

④少食腌制食物，如咸菜、泡菜、酸菜、腊肉等。

⑤不吃霉变食物。

⑥不吃生冷食物，如冷饮、生鱼片、雪糕等。

43.甲状腺术后瘢痕修复的最佳时间是什么时候?应该前往哪些科?

（1）甲状腺手术瘢痕应尽早进行干预，缩短瘢痕的未成熟期，导入药物越早，疗效越好，即拆线后2天内即可开始外用抗瘢痕软膏预防瘢痕的增生。瘢痕的生长周期中前3个月为瘢痕的增生期，4~6个月为瘢痕的稳定期，所以一般术后前3个月的修复效果最好。

（2）术后瘢痕患者应该前往烧伤整形科进行治疗。

44.甲状腺术后瘢痕多久能完全恢复?

甲状腺手术的瘢痕彻底软化大概需要半年至2年。甲状腺手术后，切口都会形成瘢痕，半年内达到高峰，患者自我感觉颈部的不适感越来越重，甚至可以出现扼喉感，做吞咽动作时尤为明显。半年后，瘢痕组织开始吸收和软化，不适感逐渐减轻，大约一年至一年半瘢痕彻底软化，不适感消失，切口也会变成一条浅浅的痕迹，但是瘢痕体质的患者除外，这种体质的患者瘢痕会越来越大，并隆起于体表，呈暗红色，常伴有痒痛感。

第四节

健康管理

45.如何预防甲状腺结节？

（1）适量摄入碘：碘摄入过多或过少都会导致甲状腺结节的发生。

（2）远离辐射及污染：远离电离辐射，如CT、放射性照射，远离工业生产中的废水、废物污染水源。

（3）保持积极乐观的心态：情绪起伏不定可严重影响甲状腺激素的分泌，进而诱发甲亢等甲状腺疾病的发生，所以应提醒自己，保持良好的心态和乐观的生活态度。

（4）避免过度劳累：过度劳累会导致内分泌系统的失调，降低人体免疫力，使甲状腺容易发生病变。因此要劳逸结合，保持健康的生活与工作方式。

（5）注意饮食，积极锻炼：食物应以新鲜蔬菜为主，避免肥腻、辛辣食物。适当的运动，提高自身免疫力，可有效减少甲状腺疾病的发生。

（6）定期体检：有家族史者、已经体检出良性甲状腺结节暂不需要手术者、甲状腺术后患者，需定期复查。

46.怎样进行甲状腺结节自检？

甲状腺位于身体的浅表部位，每个人都可以通过粗略的自我检查看是否存在甲状腺结节。检查时充分暴露颈部，头稍后仰，面对镜子做吞咽动作，随吞咽动作上下滑动的软组织即是甲状腺。

甲状腺结节自检方法如下（图23～25）：

（1）抬头观察

在光线充足处，对着镜子，仰起脖子，找到喉结的位置。甲状腺一般位于喉结的下方2~3厘米处，观察脖子两侧是否对称，有没有鼓包或肿块。

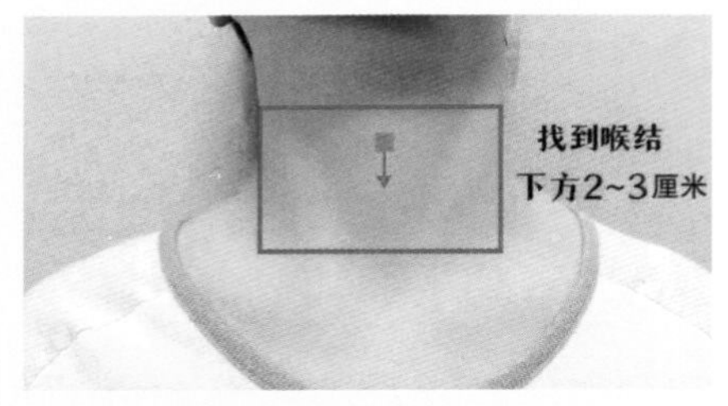

图23 甲状腺结节自检1

（2）触摸感受

左手拇指放在喉结下气管右侧，其余手指触摸右侧甲状腺。从脖子中央到底部从上至下轻轻触摸，然后做吞咽动作，如果摸到椭圆、稍硬的包块，可随吞咽动作上下移动，可能就是甲状腺结节了。之后，换右手对左侧甲状腺进行检查。

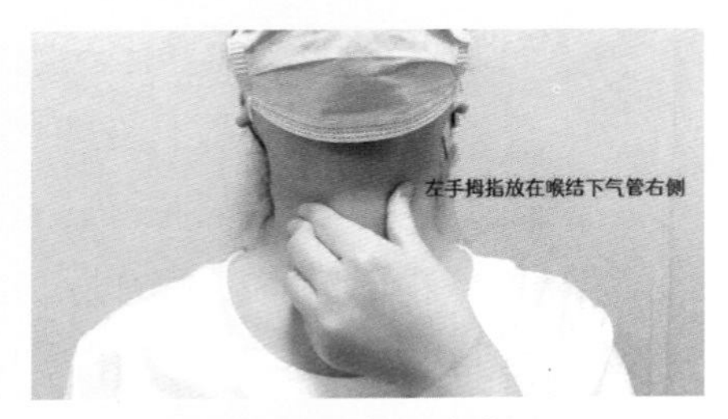

图24 甲状腺结节自检2

（3）做吞咽动作并观察

对着镜子做吞咽动作，看看是否有包块随着吞咽上下移动。

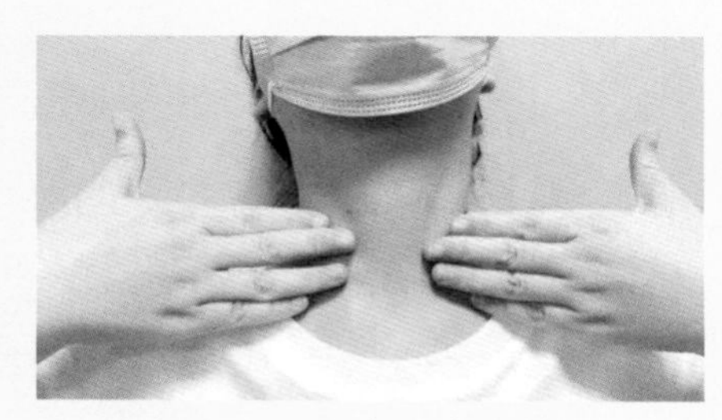
图25 甲状腺结节自检3

甲状腺自检不能摸到所有甲状腺结节，一般只有较大的甲状腺结节才可摸到。如果结节位于甲状腺背侧或体型肥胖者则很难摸的到，自我检查发现包块或近期出现声音改变、呼吸吞咽不畅感或刺激性咳嗽要及时做甲状腺相关检查。

47.日常生活中的电离辐射有哪些?

辐射是能量以粒子或者电磁波的形式在空间传播的过程，例如太阳将光能辐射到地球，火焰将热能辐射到周围等。生活中的辐射无处不在，辐射可分为电离辐射和非电离辐射。

（1）电离辐射是指波长较短、能量较高能使物质产生电离作用的辐射。如人们就医检查时可能会接触到的CT、X线等。

（2）非电离辐射是低能量的电离辐射，不足以引起生物体电离，只会是物质内的粒子产生振动，使温度上升。日常生活中经常接触的为非电离辐射，主要来源包括手机、电脑、无线路由器、无绳电话、微波炉、浴霸、冰箱、电磁炉、电热毯、电吹风、打印机、复印机、高铁、电网基站、通信基站、高压电塔等。

48.电离辐射会致癌吗?

电离辐射是指波长短、频率高、能量高的射线(粒子或波的双重形式)。电离辐射可以从原子、分子或其他束缚状态放出一个或几个电子。电离能力,决定于射线(粒子或波)携带的能量,而不是射线的数量。如果射线没带有足够电离能量,大量的射线并不能够导致受作用物的电离。电离辐射的全称是致电离辐射,就是通过与物质的相互作用能够直接或间接地使物质的原子、分子电离的辐射。

人们在接触含有电离辐射的工作中,如防护措施不当,违规操作,人体受照射的剂量超过一定限度,则能发生有害作用。在电离辐射作用下,机体的反应程度取决于电离辐射的种类、剂量、照射条件及机体的敏感性。电离辐射可引起放射病,产生机体的全身性反应,几乎所有器官、系统均发生病理改变,但其中以神经系统、造血器官和消化系统的改变最为明显。电离辐射对机体的损伤可分为急性放射性损伤和慢性放射性损伤。短时间内接受一定剂量的照射,可引起机体的急性损伤,见于核事故。而较长时间内分散接受一定剂量的照射,可引起慢性放射性损伤,如皮肤损伤、造血障碍、白细胞减少、生育力受损等。另外,过量的电离辐射还可以致癌和引起胎儿的死亡和畸形。

在医疗行为中,患者会常常顾虑去医院做检查,如做CT、拍X线片的辐射会不会引起癌症。事实上无须担心,因为常规体检的射线照射的剂量非常低,而且有一定时间间隔,并不是每天暴露在这种电离辐射中,所以引起癌变的机会很小,几乎可忽略不计。另外还有一部分肿瘤患者,会定期复查,每3个月、6个月需要做CT,但这个辐射对于整体人群而言,受到剂量照射也是很低的。另外对于常规体检或疾病诊断,需要多次的检查CT,短时间内如果频繁地做CT,的确有可能诱发第二肿瘤,但这种概率非常低。绝大部分患者定期复查,在检查的间歇期,受损的细胞足以恢复,不会引起更进一步的损伤。但在临床有一部分患者,怀疑自己有疾病,要求反复做CT检查,短期内多次照射还是存在一定的风险。研究资料表明,电离辐射是一种诱癌剂和促癌剂,可以诱发DNA的损伤,导致基因突变和染色体畸变,引发癌变的多阶段过程。尽管由电离辐射引起的肿瘤发病率目前为止远远低于化学或病毒等致癌因子诱发的肿瘤(约占肿瘤发病率的4%),但仍需加以重视和防护。

49.良性甲状腺结节患者如果不进行治疗，怎样进行自我管理？

如果甲状腺结节较小，且无其他不适症状，可行定期检查，就需要患者从以下几个方面来进行自我管理：良好的生活习惯、规律的作息时间、加强身体锻炼、及时排解负面情绪、保持心情的愉悦、减轻心理负担和精神压力，对避免甲状腺结节的发展具有重要意义。

50.甲状腺结节患者如何进行饮食调理？

对于甲状腺结节患者的饮食调理，可以从以下方面进行区分：

（1）确诊无须治疗的甲状腺结节患者可以进行日常饮食，均衡膳食，无须增加能量摄入，合理控制营养素摄入量即可。

（2）甲状腺功能亢进是甲状腺结节的常见并发症，甲亢患者身体代谢速度加快，需要更多的营养物质和能量，因而患者需要食用充足的食物，保证营养物质和能量，避免发生营养不良情况。

（3）以下患者需控制碘元素摄入量。

①如果是Graves病甲亢伴发结节患者，需要严格忌碘饮食，食用无碘盐，禁食海带、紫菜、海鱼、龙虾等海产品。

②如果是桥本甲状腺炎伴发结节，无须严格忌碘，但大量食入高碘食物会增加甲状腺滤泡细胞的损伤及抗体产生，加重甲状腺细胞的破坏，因此不主张过度食入大量海产品。

③如果结节是能分泌甲状腺激素的高功能腺瘤，也需要严格忌碘，因为碘是甲状腺激素的合成原料之一，碘摄入过多也会增加甲状腺激素的合成，使甲亢的症状加重。

④如果是无功能结节，也就是说对甲状腺功能没有影响，饮食上无须忌碘，尽量少吃易导致甲状腺肿大的食物，如卷心菜和马铃薯中的有机氰化物会影响碘化物的氧化，胡萝卜中含有的硫脲类物质，豌豆和花生中含有的5-乙烯-2-硫氧氮五环的物质，会使甲状腺激素合成受影响。

（4）多食用新鲜蔬菜：新鲜蔬菜含有大量的维生素，有助于维持健康的身体机能，对于甲状腺结节地防控具有一定辅助作用。因此，甲状腺结节患者在平时饮食中应适当地吃一些木耳、香菇、红枣、核桃、苹果、橘子，有的时候喝一些含钙和磷丰富的牛奶，吃一些坚果也是比较好的选择。同时，可以多食用一些易消化的食物，如油菜、猕猴桃等。

（5）纠正不健康的饮食方式：甲状腺结节患者应避免长期饮用咖啡、浓茶等饮品。每日补充充足水分，维持良好的机体代谢状态。减少辛辣刺激、油腻肥厚的食物摄入量。根据食材处理要求，选择健康的烹饪方式，例如蒸煮、生食等，减少食用油、盐、辣椒、花椒等调味料用量。尽量避免食用油炸煎制的食物。戒烟戒酒，保持良好的身体机能状态，避免增加疾病进展风险。

总之，饮食只是甲状腺结节患者调理身体的一种辅助方法，无法起到直接的干预作用。因而不能盲目依靠食物治病，应定期进行体检，关注甲状腺健康，发现问题及时处理，保持良好的甲状腺健康状态。

51.怎样保证碘的合理摄入?

碘是人体必需的微量元素，参与甲状腺的生长并调节分泌功能，同时是人体合成甲状腺激素的重要成分。由于年龄和生理上的差别，不同人群需碘量不同，成人每天需碘量在100～150微克，4岁以下每天需碘量70微克，孕妇及乳母则需200微克左右，即可满足机体的正常生理功能。碘摄入量过低或过高都会对人体产生危害，诱发甲状腺疾病。研究表明甲状腺肿、甲状腺结节的发生均与碘的摄入量有密切的关系，以往碘缺乏是诱发甲状腺疾病的主要因素，随着食盐加碘的推广，碘摄入量的逐渐增多，也成为导致甲状腺疾病的危险因素。提醒大家在甲状腺疾病的诊疗过程中，要注意监测碘的摄入量，不能盲目补碘，要因地而异，因人而异，科学补碘。

52.甲状腺结节患者怎样合理运动?

①运动应该以轻、缓、平和为主。比如，甲亢患者情绪多急躁、爱发脾气，特别是有些患者会伴有心率加快等心脏症状，所以不适合剧烈运动。

②运动时应根据自身病情而定：遵循医嘱，在医生同意能够运动的情况下再加以运动，如果病情严重，还是应以卧床休息为主。

③选择有氧运动：运动分为有氧运动和无氧运动，有氧运动可以帮助改善心肺功能，调整神经系统功能，所以适合甲亢患者。而无氧运动多以爆发力为特点，是不适合甲亢患者的。

④注意安全、避免劳累：甲亢患者锻炼时应注意安全，避免加重病情或发生意外，运动可以选择慢走、慢跑、轻舞、打太极拳、游泳等，运动应注意强度，避免劳累。

⑤运动应循序渐进：病情稳定的患者运动也需要循序渐进，初期适宜步行、体操、自行车、平地踏步等轻缓运动，适应一段时间后再选择中等强度运动，如慢跑、登山等。

⑥避免空腹进行：患者应避免在空腹时进行体育运动，也不能在进食后立即开始运动，一般在进食后2小时开始运动比较合适。运动疗法应规律进行，切忌不规律运动。

53.情绪对甲状腺疾病有影响吗?

甲状腺疾病与情绪有关系，一些甲状腺疾病会表现出异常的情绪。当患者体内甲状腺激素水平显著升高时，一方面新陈代谢会加快，另一方面情绪可能会出现明显异常，如很容易兴奋等。

可导致情绪异常（如易激动、易怒、情绪波动）的甲状腺疾病有甲状腺功能亢进、甲状腺炎症、甲状腺激素损害等。

一些严重的情绪波动也会导致甲状腺疾病，如甲状腺功能亢进的弥漫性甲状腺肿。通常在有严重的情绪波动时，遭受严重的刺激和精神紧张，或遭受严重的情绪损害时，就会导致免疫功能下降和甲状腺功能亢进的弥漫性甲状腺肿。

甲状腺疾病患者在治疗过程中还需要注意良好的休息和情绪稳定，这有利于甲状腺疾病的治疗，出现任何不适症状时，建议及时就医治疗。

54.如何调整好情绪?

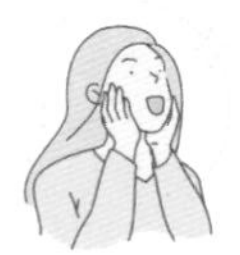

调节情绪需要对情绪的基本规律有一定认知，人类的情绪通常会产生波动，有时好、有时坏，不可能总保持一致，一定会有高低起伏的变化。常见的排解或释放负面情绪的方法如下。

（1）自我鼓励法：用能打动自己的语句，鼓励自己同痛苦、逆境作斗争。

（2）语言调节法：语言是影响情绪的强有力工具。如悲伤时，朗诵滑稽、幽默的诗句，可以缓解悲伤。用“制怒”“忍”“冷静”等字词自我提醒、自我命令、自我暗示，也能调节自己的情绪。

（3）环境制约法：环境对情绪有重要的调节和制约作用。情绪压抑的时候，到外边走一走，能起调节情绪的作用。心情不快时，到娱乐场所做做游戏，可以消愁解闷。情绪忧虑时，可以去看看喜剧电影。

（4）运动疗法：运动是较好的排解情绪的方式，当有氧运动达到一定程度时，脑内会释放多巴胺，使人平静、愉快、感到乐趣、感到积极。

（5）学会倾诉：人类是群居动物，需要理解、安慰、支持，与自己的知心好友交流、分享自己的感受，获得安慰与支持，可以很好地排解情绪。

（6）接触自然：在接触自然的过程中，可体会到困难的微不足道，可以用更广阔的视角去看待生活与世界的问题。

（7）发展爱好：当进行感兴趣的事情时，当极为专注、投入，通常可实现忘我境界，能够暂时抛开现实的困难、摆脱现实的困境，沉浸在自己喜欢的事情里面，也可以让情绪获得平复与好转。

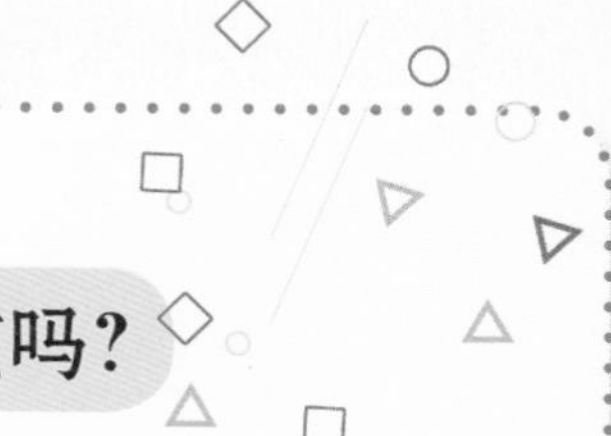

55.甲状腺切除术后可以怀孕生小孩吗？

甲状腺切除术后，无论病灶属于良性还是恶性，均可以正常怀孕。但也需要根据甲状腺术后的病理类型、病情分析，以及患者的身体状况进行分析判断，为怀孕做准备。

（1）一般情况下：如果行甲状腺切除是因为甲状腺结节比较大或其他良性的原因，这种情况下术后也是可以怀孕生子。但是在怀孕前或者怀孕之后，应该到产科检查甲状腺功能，观察甲状腺功能是否有异常。部分患者进行全切手术后，需要进行人工补充甲状腺素，如使用左甲状腺素钠片，一般按临床的妊娠期甲减指南标准，只要TSH在4 mU/L以下，基本上不会影响正常的备孕、怀孕，也不会影响孩子的发育和智商。

（2）特殊情况下：如果甲状腺是由于恶性肿瘤而进行的手术切除，一般刚做完手术的时候不建议患者怀孕。对于甲状腺恶性肿瘤的中低危组患者，复发的风险相对比较低，这类患者一般在术后半年的时候复查，如果复查无异常，复发的风险较低，TSH控制低危组在0.5 mU/L以下，可以正常地怀孕，不会增加肿瘤复发的风险。对于高危组的甲状腺恶性肿瘤的患者，如果有肿瘤的残留或者术后做过放射性碘治疗，这类患者短期内不建议怀孕，要在术后6～12个月的时候进行复查，如进行超声、甲状腺球蛋白以及甲状腺功能的检查，观察肿瘤是否控制稳定，如果相对稳定，这类患者可以怀孕。在妊娠期，建议患者将TSH控制在0.1 mU/L以下。对于术后复查肿瘤有进展的患者，短期内不建议怀孕，要定期观察，必要时对肿瘤进行处理，部分患者可能需要二次手术，因此这类患者短期内也不建议怀孕。

56.甲状腺手术后可以哺乳吗?

一般情况下，甲状腺结节手术后可以哺乳。患者需要积极明确甲状腺结节的良、恶性，进行相应的治疗。患者在治疗的时候，如果出现了不利于哺乳的相关因素，一般就不建议再继续哺乳。

甲状腺癌术后已经做了淋巴结的清扫，如果应用左甲状腺素钠片和钙片基本不影响哺乳，这种情况可以在术后一周左右哺乳，甲状腺癌较其他癌症是比较安全的。不过，应定期复查甲状腺功能。

57.终身服用左甲状腺素钠片有无危害?

左甲状腺素钠片（商品名优甲乐），作为外源性甲状腺激素，适量补充能够帮助机体维持正常的甲状腺激素水平，主要适用于甲状腺功能减退、甲状腺切除术后等人群，需要终身服药。由于甲状腺激素是人体本身存在的物质，而且左甲状腺素钠片的成分与人体内甲状腺激素的结构基本一致，一般不会引起人体排斥反应，因此即使终身服用，只要按医嘱用药，通常不会产生不良反应。

但是服药期间需要定期检查甲状腺功能并及时调整用药剂量，如果左甲状腺素钠片服用过多，导致体内甲状腺素水平偏高，会引起药物性甲状腺功能亢进，可以表现为焦虑不安、兴奋、失眠、震颤、肌无力、怕热、出汗、面红、发热、体重减轻、月经不规律、腹泻等症状；如果服用过少，可能出现精神不济、怕冷、乏力、水肿等甲状腺功能减退的症状。

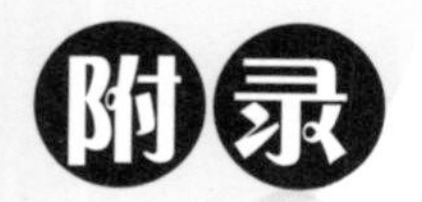

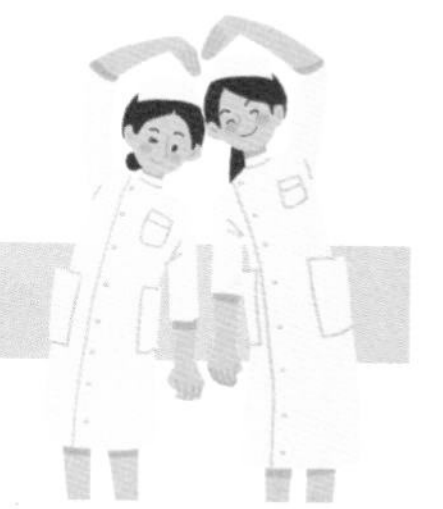

1.四川大学华西医院门诊挂号方式（见表9）

表9 四川大学华西医院门诊挂号方式

序号	类别	查询渠道	挂号方式	预约挂号周期
1	线上平台	华医通手机软件	手机下载华医通手机软件，绑定就诊卡，按提示查询和预约挂号	7天
2		微信公众号“四川大学华西医院”	关注公众号“四川大学华西医院”绑定就诊卡，按提示查询和预约挂号	7天
3		医院官方网站主页（http：//www.wchscu.cn/index.html）	注册成为网站会员，绑定就诊卡，按提示查询和预约挂号	7天
4		支付宝手机软件	支付宝主页顶部搜索“四川大学华西医院”进入查询和预约挂号	7天
5	线下平台	医院多功能自助机	门诊大楼1、2、3、4楼自助机；二门诊自助机；门诊广场自助服务区	7天
6		医院诊区公示栏	门诊各诊区宣传公示栏	7天
7		建设银行BST机	使用银行自助终端查询和预约挂号	7天
8		工商银行BST机	使用银行自助终端查询和预约挂号	7天
9		邮政银行BST机	使用银行自助终端查询和预约挂号	7天
10	电话	建设银行95533	电话拨打95533，按语音提示查询和预约挂号	7天
11		电信114	拨打电话114，按语音提示查询和 预约挂号	7天

2.四川大学华西医院门诊部全程管理中心介绍

为实现二十大“加强重大慢性病健康管理”规划，践行四川大学华西医院“医患共情”理念，2022年，医院组建全程管理中心，实现慢病“一站化、规范化、智慧化、便捷化、全程化”管理。全程管理中心主要服务于新技术、新疗法诊治的疑难危重病患者、慢病综合防控示范区筛查患者、专病中心诊疗患者等需要全程管理的患者群体，针对以上患者，实行“医护管”团队式全程管理模式，构建规范化的慢病全程管理队列，建立国家慢病综合防控示范区模板。

例如肺结节/肺癌全程管理是全程管理中心代表性全程管理模式之一，肺结节/肺癌全程管理的流程主要是在规范的基础上，从区域肺癌高危人群筛查、门诊就诊及健康人群体检等开始，基于人工智能完成肺结节危险程度精准分级，根据不同危险程度分级，基于生物–心理–社会医学模式的肺结节/肺癌内外科治疗方案选择，同时完成患者并发症与合并症多学科个性化处理的融合便捷就医与卫生经济学综合评估理念的肺结节/肺癌患者全生命周期综合管理。主要流程见图26。

区域肺癌高危筛查人群
门诊就诊人群
健康体检人群
胸部CT检查
胸部CT影像数据池
人工智能危险程度分级
肺癌不同危险程度患者队列
基于心理–社会–生物医学模式精准多学科诊疗
同步并发症与合并症个体化多学科处理
便捷就医与卫生经济学全程评估

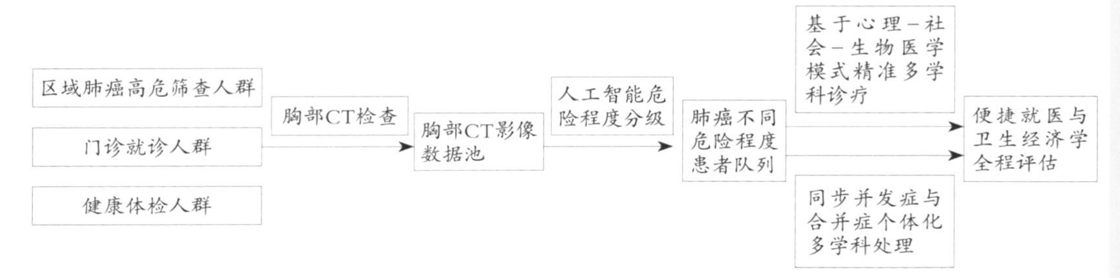

图26 肺结节/肺癌全程管理流程简介

肺结节/肺癌全程管理筛查、诊断及治疗过程中的关键环节是通过全生命周期的多学科诊疗模式，基于已有的循证医学证据，提出并制订科学合理的患者个性化全程管理规划，将筛查、诊断、治疗、随访管理等各环节有机整合，避免因单一学科以一己之长诊治患者或者多学科参与而缺乏有效衔接的状况。肺结节/肺癌的全程管理涉及行政管理、预防医学和临床多学科的联合专业工作，应始终以生物–心理–社会医学模式为核心，围绕如何早诊早治、提高根治手术切除率、降低术后肿瘤复发、综合处理继发及并发症、改善患者就医体验、提高患者生活质量及远期生存率为目标。

（1）基于中国人群特征的肺癌高危人群筛查：全球至少有四分之一的肺癌患者在患病前从未吸烟。其中，南亚地区从不吸烟的女性肺癌患病率最高（83%罹患肺癌的女性从未吸烟），其次是东亚（61%），美国仅15%罹患肺癌的女性从未吸烟。近期，基于我国人群特征开展的“mass screening”研究初步结果提示，筛查出的肺癌患者中，只有19.6%和55.6%符合NCCN指南和中国共识的标准。因此，需要实时更新基于中国人群特征的肺癌高危人群筛查知识库，建立中国特色的肺结节/肺癌全程管理高危人群筛查研究队列。

（2）建立肺结节危险程度数智化精准分级体系：“mass screening”研究提示40~74岁没有肺癌病史或与肺癌相关的症状的中国居民中，肺结节患者占比约为60%，其中19.2%的人群是5毫米以上的孤立结节。基于LDCT的肺癌筛查发现了上亿级别的肺结节患者人群，给人工识别判读肺结节良、恶性带来了巨大的工作负担。近期，人工智能在CT检查结果中识别肺结节的灵敏度约为96.7%，高于放射科医生的78.1%，因此，人工智能较高的敏感度和阅片速度在肺癌筛查中具有重要价值。建立基于循证医学依据及人工智能的肺结节危险程度数智化精准分级体系迫在眉睫。

（3）基于生物-心理-社会医学模式制订肺结节/肺癌内外科治疗方案：同时性多原发肺癌占新发肺癌的比例为0.8%~14.5%；而异时性多原发肺癌每患者年发生第二处原发肺癌的风险为1%~3%，目前针对同时性多原发肺癌尚无标准治疗方式。此外具有惰性生长特点的磨玻璃结节型肺癌的诊疗策略应遵循：避免将良性病变当恶性肿瘤治疗，避免将早期肿瘤当进展期肿瘤治疗，避免将惰性肿瘤当快速进展肿瘤治疗，基于生物-心理-社会医学模式，可选择不影响人生轨迹和职业生涯的时机进行精准干预时机选择。当前中晚期肺癌治疗的格局已经发生转变，靶向治疗、免疫治疗、放疗等领域的进展正深刻地影响着肺癌诊治的多个关键环节，单一治疗在肺癌诊治中的局限性日益凸显，如何多学科联合为此类患者量身定制一个长期的序贯治疗方案是全程管理的要义所在。

（4）基于多学科的并发症与合并症个性化处理：肺癌影响身体各个器官系统及心理，多种治疗方案又会带来多种不良反应，且很多患者诊断肺癌时合并多种其他系统疾病，基于多学科全程管理，制订最全面规范合理的诊疗策略，力争一次性、一站化解决患者临床问题，提高患者生活质量与治疗效果是提高肺癌远期生存率的关键。

肺结节/肺癌全程管理是以患者为中心，以规范诊疗为前提。对肺癌/肺结节患者而言，进行多维度、多学科、全程化、制度化管理，对于促进肺癌早期诊断及干预，实现肺癌患者生活质量、生存率、社会效益、经济效益的提升有重要意义。

目前，全程管理中心已开设超100个单病种的全程管理服务，累计签约近4万名慢病患者，获得医院、临床医生、患者的一致好评。通过华西特色慢病全程管理，有效地控制了患者病情进展，改善了患者就医体验，全力助推健康中国建设。

3.四川大学华西医院多学科联合门诊介绍

为疑难疾病患者提供全方位、专业化、个体化的最优治疗方案，同时改变疑难疾病患者多科往返、就诊体验差、看诊负担重等问题，医院开设了多学科联合门诊。多学科联合门诊（MDT）是指针对患者某一器官或系统疾病，不同专科医生聚集在一起共同商讨患者的病情，从而明确诊断或得出一个最佳治疗方案。

（1）目前医院开展的多学科联合门诊

目前华西医院一共开展了79种MDT，涵盖多个病种，参与门诊医生均为副教授及以上级别专家，具体如下：

结直肠癌MDT、肝癌MDT、肝移植MDT、垂体瘤及相关疾病MDT、前列腺癌MDT、肝病肝移植MDT、癫痫MDT、肾癌MDT、胃癌MDT、帕金森病及运动障碍疾病和疼痛MDT、银屑病MDT、头颈肿瘤MDT、脑胶质瘤MDT、肥厚型心肌病MDT、胰腺肿瘤MDT、甲状旁腺功能亢进症MDT、食管癌MDT、记忆障碍MDT、肾上腺疾病及高血压外科MDT、甲状腺相关眼病MDT、肝棘球蚴病MDT、乳腺癌MDT、脉管性疾病MDT、淀粉样变MDT、疑难关节疾病MDT、情绪睡眠障碍MDT，肺动脉高压MDT，结缔组织病相关性间质性肺病（CTL-ILD）诊疗MDT、脾脏肿大MDT、胃黏膜相关淋巴组织（MALT）、淋巴瘤MDT、免疫性溃疡MDT、糖尿病足创面MDT、先天性心脏病MDT、复杂性门静脉高压MDT、肝癌门静脉癌栓MDT、复杂性脑血管疾病MDT、恶性黑色素瘤MDT、慢性疑难创面MDT、软组织肉瘤MDT、视网膜母细胞瘤MDT、炎症性肠病MDT、恶性淋巴瘤MDT、终末期心力衰竭MDT、神经内分泌肿瘤MDT、系统性硬化症MDT、慢性肾脏病并发症MDT、胆道恶性肿瘤MDT、艾滋病MDT、儿童胆道闭锁MDT、多原发和不明原发肿瘤诊疗MDT、晚期甲状腺癌MDT、腹膜后肿瘤MDT、女性癫痫MDT、认知功能障碍的脑积水MDT、疑难肿瘤MDT、肺黏膜相关淋巴组织淋巴瘤MDT、难治性精神障碍MDT、鼻咽癌MDT、膀胱恶性肿瘤MDT、炎性疾病MDT、慢性胰腺炎MDT、免疫凝血异常不良妊娠MDT、减重代谢手术MDT、肺癌MDT、骨软化症MDT、肝硬化MDT、肺结节MDT、围术期风险评估MDT、不明原因发热MDT、转移性肝脏肿瘤MDT、强直性脊柱炎MDT、肺占位性病变MDT、慢性咳嗽中西医结合MDT、胃食管反流病MDT、骨转移瘤MDT、难治性咳嗽MDT、难治性哮喘MDT、肥胖与代谢MDT、线粒体神经胃肠型肌病MDT。

（2）多学科患者应具备的条件

①专科看诊医生建议的患者。

②符合各MDT病种条件的患者。

（3）就诊流程

①专家推荐就诊模式：患者本人（或家属）持医生建议单、患者就诊卡、病历及检查资料到会诊中心提出申请→会诊中心工作人员询问患者病情，审核患者资料→符合MDT条件的患者，会诊中心工作人员指导患者填写会诊申请单，并告知门诊具体时间、地点、费用及会诊注意事项→会诊结束后，会诊专家团队出具会诊建议方案，向患者及家属交代就诊结论，反馈门诊报告，出具书面诊疗结果/医嘱→MDT门诊结束后，患者若需入院，凭医生开具的入院证，会诊中心工作人员审核、签字、盖章并做好登记→入院服务中心对疑难会诊中心盖章的入院证再次审核→安排绿色通道入院。

②网上自行预约模式：会诊前一天，会诊中心工作人员通知MDT联络人审核患者资料→符合所预约的MDT条件的患者，看诊当日持就诊卡、病历及检查资料到会诊中心→工作人员指导患者填写会诊申请单，告知门诊具体时间、地点、费用及会诊注意事项→会诊结束后，会诊专家团队出具会诊建议方案，向患者及家属交代就诊结论，反馈门诊报告，出具书面诊疗结果/医嘱→MDT门诊结束后，患者若需入院，凭医生开具的入院证，会诊中心工作人员审核、签字、盖章并做好登记，入院服务中心对疑难会诊

中心盖章的入院证再次审核→安排绿色通道入院。

不符合MDT看诊条件的，由会诊中心工作人员为其办理退费手续，并为患者解决近7日的专科号。

（4）挂号方式

①现场预约挂号（门诊一楼A3区会诊中心登记）。

②登录华医通手机APP预约挂号。

（5）就诊注意事项

联系地点：第一门诊大楼一楼A3区疑难病会诊中心

联系时间：周一至周五8:00—17:30

联系电话：028-85422219

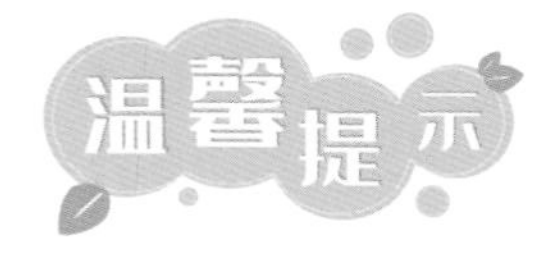

华西医院本部及温江院区住院患者不参加门诊多学科联合会诊。

肺结节多学科联合门诊

（1）背景

随着放射技术的发展及肺筛查的普及，越来越多的肺结节或肺部包块被检出，早期鉴别、及早治疗尤为重要，特别是肺癌高危结节的鉴别诊断。牵头科室呼吸与危重症医学科平均每年诊治门诊患者 12 万余人次，其中肺结节/肺癌患者近 5 000 人，并牵头开设了肺结节/肺癌全程管理门诊。本肺结节全程管理团队是由呼吸与危重症医学科、胸外科、胸部肿瘤科、肺癌中心、放射科、病理科等多个科室组成的专家团队，团队成员均由相关科室具有副高级职称及以上的、具有丰富临床实践经验的医生构成，团队以不同阶段的肺结节、肺部占位、肺癌的全程管理作为诊疗重点，包括肺结节随访、肺癌早期诊断与治疗的全周期管理，以多学科顺序参与或协作参与的方式帮助患者制订个性化的随访治疗策略，最终目的为提高肺结节及肺癌患者的就医体验，帮助提高患者的生活及生存质量。截至2023年3月8日肺结节MDT共开展161台次，参与科室及医生691人次，开展次数77次。

（2）专家团队组成

①呼吸与危重症医学科：刘丹、何彦琪。

②肺癌中心：车国卫、唐小军、张衎。

③胸部肿瘤科：周晓娟。

④病理科：蒋莉莉、王威亚。

⑤放射科：白红利、漆锐。

（3）患者条件

本MDT主要针对具有肺部/胸部结节（或占位）的患者，存在以下情况者可进行申请：

①结节（或占位）性质不明，需要评估合适诊断方式。

②前期治疗后效果不佳，需要重新评估治疗方案。

③常规诊疗手段有限，需要多科联合诊断及综合治疗。

④其他情况经接诊医生评估后，需要多科联合综合诊疗。

（4）门诊流程

①患者在会诊中心申请会诊或由相关专科医生根据患者病情推荐就诊；会诊中心工作人员核对、整理相关病历资料，并告知患者具体门诊的时间和地点。

②患者也可登录华西医院官方网站、华医通手机APP、四川大学华西医院官方微信公众号等预约多学科联合门诊。看诊当日患者持既往病历资料到门诊大楼一楼A3区会诊中心，由工作人员或MDT联络人员审核患者资料，符合所预约的MDT条件的患者，工作人员录入诊疗信息等候看诊；不需要MDT看诊的患者，则由工作人员办理退费手续。

③MDT团队联络人负责询问患者病史，采集相关资料并进行整理，并负责向门诊专家介绍病情，经多学科医师团队讨论后做出诊疗决策，向患者及家属交代就诊结论，反馈门诊报告。

（5）注意事项

①门诊时间：隔周周二上午10:30—11:30。

②门诊地点：门诊大楼一楼A3区会诊中心。

③联系电话：

门诊会诊中心：028-85422219

全程管理中心：028-85421138

④需要携带的相关检查资料：既往影像学图像及报告；既往胸部或肺部病变病理报告；特殊检验检查报告，如基因检测等；既往门诊、住院就诊病历及用药情况；其他可能相关的资料。

乳腺癌多学科联合门诊

（1）背景

为了切实让乳腺癌患者享受重病先医、难病共医的一体化诊疗服务，四川大学华西医院于2018年开设了乳腺癌MDT，该MDT集合了乳腺外科、肿瘤内科、病理科、肿瘤放疗科、超声科、放射科等专家们在同一时间地点共同讨论患者的临床资料，为患者制订出最适合的个体化治疗方案。MDT不仅有利于患者获得疾病治疗的最佳性价比，同时还能大大节省患者的就诊时间，截至2023年3月8日乳腺癌MDT共开展397台次，参与科室及医生2 342人次，开展次数202次。

（2）专家团队成员

①乳腺外科：吕青、王晓东、羊晓勤、陈洁、杜正贵、汪静、李宏江。

②肿瘤内科：郑鸿、姜愚、鄢希、罗婷、贺庆、邹立群、吴昕。

③肿瘤放疗科：李平、张洪、刘磊、艾平。

④病理科：步宏、魏兵、张璋。

⑤超声科：彭玉兰、马步云。

⑥放射科：余建群、黄娟、赵爽。

（3）患者条件

初诊Ⅳ期、复发转移、难治性乳腺癌患者、局部晚期新辅助治疗和手术治疗的疑难病例。

（4）就诊流程

①患者可通过专家推荐或者自行挂号两种方式进入乳腺癌MDT。进入乳腺癌MDT的患者均须经本院相关医生审查与推荐。

②专家推荐：专科医生在征得患者同意后推荐患者进入MDT讨论。

③自行挂号：患者也可登陆华西医院官方网站、华医通手机APP、四川大学华西医院官方微信公众号等预约MDT。由工作人员审核患者资料，符合所预约的MDT条件的患者，进入MDT看诊；不符合会诊条件的患者，由工作人员办理退费手续。

④已审查进入MDT的患者本人或其家属带上所有资料至医生助理工作台（门诊一楼A2区）登记安排MDT时间。会诊前MDT联络人员收集患者病史，采集相关资料并进行整理。

⑤患者于华西医院门诊一楼A3区多学科联合门诊办公室预约挂号。

⑥进入会诊的患者于门诊当日11:30前带上相关病历资料到华西医院门诊一楼A3区报到，并进入等待区等待门诊。

⑦门诊于12:00准时开始，MDT联络人员负责向门诊专家汇报病史，团队讨论后做出诊疗决策，并向患者及家属交代就诊结论，反馈会诊报告。

（5）就诊注意事项

①门诊时间：每周三中午12：00开始。

②就诊地点：门诊一楼A3区会诊中心。

③联系电话：028-85422219。

④携带相关检查资料：就诊当日，请按就诊时间提前半小时到达就诊地点，需本院一个月内彩超、CT或MRI、骨扫描、PET-CT、一周内检验结果包括血常规、生化1+4、肿瘤标志物CEA\CA-153、凝血功能、输血前全套、病理报告等（有外院的检查报告尽量带上）。

晚期甲状腺癌多学科联合门诊

（1）背景

甲状腺癌是最常见的内分泌系统恶性肿瘤，发病率逐年上升，约占全球新发病例的5.1%，我国女性恶性肿瘤中的第5位。传统治疗方式包括：手术切除、[113]1内放射治疗、TSH抑制治疗。晚期甲状腺癌通常指：肿瘤侵出甲状腺被膜并向腺外组织广泛侵犯（气管、食管、神经、血管等），或已经发生远处转移，还包括肿瘤病理类型具有较高侵袭性如去分化甲状腺癌，这些肿瘤往往对传统治疗方式不敏感。与早期甲状腺癌不同的是，晚期甲状腺癌具有预后差（10年生存率低于10%）、治疗手段缺乏（传统辅助治疗手段效果较差）、手术难度大（需要多个外科团队合力完成）的特点。基于此，四川大学华西医院于2020年开设了晚期甲状腺癌MDT。构建晚期甲状腺癌MDT治疗团队共同治疗难治晚期甲状腺癌，不仅是甲状腺癌精准治疗、规范治疗的重要保障，更是对于提高甲状腺癌患者术后生存时间及生活质量具有重要意义。晚期甲状腺癌MDT团队每年约为200例晚期甲状腺癌患者提供医疗诊治服务。截至2023年3月8日晚期甲状腺癌MDT共开展520台次，参与科室及医生2 506人次，开展次数116次。

（2）专家团队组成

①甲状腺外科：李志辉、雷建勇、罗晗。

②耳鼻咽喉头颈外科：刘均、刘吉峰、王海洋。

③头颈肿瘤科：吴昕、姚兵。

④核医学科：黄蕤、刘斌。

⑤生物治疗科：彭星辰、石华山。

（3）患者条件

①晚期甲状腺癌（包括分化型，低分化，未分化甲状腺癌；反复2次以上复发甲状腺癌）。

②碘抵抗甲状腺癌。

③Ⅲ/Ⅳ期甲状腺癌。

④T4期甲状腺癌。

⑤晚期髓样癌。

⑥儿童及青少年甲状腺癌。

如果发现颈部包块浸润范围广，导致呼吸受阻或呼吸困难、吞咽困难等，或者有医院无法解决的甲状腺包块问题，可自行预约MDT。

（4）门诊流程

①专科医生根据患者病情推荐就诊；会诊中心工作人员核对、整理相关病历资料，并告知患者具体门诊的时间和地点。

②患者也可登陆华西医院官方网站、华医通手机APP、四川大学华西医院官方微信公众号等预约多学科联合门诊。由工作人员审核患者资料，符合所预约的MDT条件的患者，进入MDT看诊；不符合会诊条件的患者，由工作人员办理退费手续。

③MDT团队联络人员负责询问患者病史，采集相关资料并进行整理，并负责向门诊专家介绍病情，经多学科医生团队讨论后做出诊疗决策，向患者及家属交代就诊结论，反馈门诊报告。

（5）就诊注意事项

①门诊时间：每周一中午12：00开始。

②门诊地点：门诊大楼一楼A3区会诊中心。

③联系电话：028-85422219。

④需要携带的相关检查资料：基本资料，包括病理学诊断，头颈部CT，颈部彩超，其他医院出院证明（如果有）。

肺癌多学科联合门诊

（1）背景

肺癌是全世界发病率、死亡率最高的恶性肿瘤，虽然医疗技术在不断进步，但其5年生存率仍然在20%徘徊。无论是肺癌早期诊断还是中晚期治疗，均需要MDT团队的协同合作，并非单一学科可以完全覆盖全部诊疗内容。肿瘤科年均肺癌门诊量超过1万例，其中有很多患者，需要辗转多学科、多专家进行诊疗，为了更好的整合医疗资源，以患者为中心，解决患者实际诊疗困境，成立肺癌多学科联合门诊显得尤为必要。截至2023年3月8日肺癌MDT共开展183台次，参与科室及医生530人次，开展次数90次。

（2）专家团队组成

①肺癌中心（胸外科）：车国卫、朱大兴、邱小明、董静思、郑希。
②肺癌中心（肿瘤科）：许峰、李燕、李潞、张衍、罗锋。
③肺癌中心（呼吸科）：王可、田攀文、李亚伦。

（3）患者条件

①必须为门诊患者。
②初诊考虑为肺癌患者，并经高级职称医师门诊考虑需多学科参与。
③必备检查资料已完善。

（4）门诊流程

①患者在会诊中心申请会诊或由相关专科医生根据患者病情推荐就诊；会诊中心工作人员核对、整理相关病历资料，并告知患者具体门诊的时间和地点。

②患者也可登陆华西医院官方网站、华医通手机APP、四川大学华西医院官方微信公众号等预约多学科联合门诊。看诊当日患者持既往病历资料到门诊大楼一楼A3区会诊中心，由工作人员或MDT联络人员审核患者资料，符合所预约的MDT条件的患者，工作人员录入诊疗信息等候看诊；不需要MDT看诊的患者，则由工作人员办理退费手续。

③MDT团队联络人员负责询问患者病史，采集相关资料并进行整理，并负责向门诊专家介绍病情，经多学科医师团队讨论后做出诊疗决策，向患者及家属交代就诊结论，反馈门诊报告。

（5）注意事项

①门诊时间：每周一至周三早上7:30—7:55。

②门诊地点：温江院区二楼门诊。

③联系电话：028-85422219。

④需要携带的相关检查资料：胸部CT片，必要的实验室检查结果（化验结果），既往在所有医疗机构检查的所有影像资料及检查报告。

肺占位性病变多学科联合门诊

（1）背景

肺部占位性病变是临床常见问题，其中以炎性病变及肿瘤性病变较为常见，临床诊断困难，治疗棘手。四川大学华西医院每年收治大量诊断及治疗困难的肺占位性病变，患者经常辗转于多个科室就诊，导致患者诊治周期长、满意度低。

为优化患者诊治流程，提升诊疗效率，改善患者治疗效果，四川大学华西医院于2022年11月成立肺占位性病变多学科联合门诊，截至2023年3月8日肺占位性病变MDT共开展35台次，参与科室及医生136人次，开展次数7次。

（2）专家团队组成

①胸外科：蒲强、梅建东、刘成武、马林。

②肿瘤中心：黄媚娟、周晓娟、余敏、游昕、彭枫、周麟、宫友陵、王永生、刘咏梅、徐泳、邹炳文。

③放射科：黄娟、彭礼清。

④病理科：王威亚、蒋莉莉。

（3）患者条件

①诊断不明的肺占位性病变。

②初诊Ⅱ期及以上肺恶性肿瘤患者，或肺恶性肿瘤初治后进展。

③少见组织类型或罕见基因突变的肺恶性肿瘤。

符合以上任意一项，由相关专业高级职称医师对患者进行初步评估后推荐进入门诊MDT会诊。

（4）门诊流程

①患者在会诊中心申请会诊或由相关专科医生根据患者病情推荐就诊；会诊中心工作人员核对、整理相关病历资料，并告知患者具体门诊的时间和地点。

②患者也可登录华西医院官方网站、华医通手机APP、四川大学华西医院官方微信公众号等预约多学科联合门诊。看诊当日患者持既往病历资料到门诊大楼一楼A3区会诊中心，由工作人员或MDT联络人审核患者资料，符合所预约的MDT条件的患者，工作人员录入诊疗信息等候看诊；不需要MDT看诊的患者，则由工作人员办理退费手续。

③MDT团队联络人负责询问患者病史，采集相关资料并进行整理，并负责向门诊专家介绍病情，经多学科医师团队讨论后做出诊疗决策，向患者及家属交代就诊结论，反馈门诊报告。

（5）注意事项

①门诊时间：隔周周二下午14:00—15:30。

②门诊地点：门诊大楼一楼A3区会诊中心。

③联系电话：028-85422219。

④需要携带的相关检查资料：全部影像学资料；既往出院证明及门诊资料、实验室检查报告、纤维支气管镜报告单、病理报告、基因检测报告等。

4.四川大学华西医院门诊部双向转诊业务介绍

为落实国家“基层首诊、双向转诊、急慢分治、上下联动”和“发展和谐包容医联体、构建共享共赢生态圈”为主题的分级诊疗政策，四川大学华西医院设立了门诊双向转诊工作的组织、协调、实施服务机构，设在门诊部患者服务中心内。自2015年3月开展双向转诊业务以来，按国家、四川省分级诊疗政策要求，畅通门诊转诊绿色通道，不断优化转诊服务流程，为转诊患者提供方便、优质、快捷的医疗服务；建立“华西–城市区域医疗服务联盟”（又称“华西城市社区联盟”“华西双向转诊联盟”，以下简称“联盟”），截至2022年年底，联盟单位已达134家，包括区属医院、社区卫生服务中心及乡镇卫生院，覆盖成都市12个市辖区、3个县、4个县级市，辐射省内德阳、巴中、宜宾、南充、泸州、乐山、阿坝州等地区；并搭建“华西区域协同转诊平台”，进一步优化联盟内转诊业务流程，打造“线上+线下”双向转诊服务模式。我院双向转诊业务多次获得国家级、省级、市级荣誉，得到行业内专家的高度肯定。具体业务如下：

（1）“线上+线下”双向转诊业务

①“华西区域协同转诊平台”助力联盟单位线上转诊。

2015年，医院搭建联盟联系网络，开通医联体单位门诊转诊服务。2016年，开通紧密型医联体线上转诊、检查、入院绿色通道，逐步纳入领办型医联体和成华区区属医疗机构，提高了转诊患者就医舒适度与高效性。2019年底，“华西区域协同转诊平台”正式上线运行，实现签约单位线上预约门诊号源，患者就医体验大幅提高。2020年初，因“新冠疫情”突如其来，为筑牢疫情防控，门诊在“华西区域协同转诊平台”中实现前置登记流行病学史调查；平台在城市医疗服务联盟、领办型医联体、远程联盟和华西健康惠民工程合作的医联体单位中推广，截至2022年底，已覆盖260余家单位。2021年，平台上线“日间手术医院社区一体化”转诊服务，先后与青羊区、成华区、武侯区卫健局合作，实现日间手术线上转诊。

②面向非医联体单位，接收线下转诊患者。

2015年以来，门诊建立双向转诊制度，不断完善转诊服务流程，针对所有转诊患者，全面畅通门诊、检查、入院等绿色通道。非医联体患者凭有效身份证件、当地医院开具的转诊单原件、当地医院就诊资料等相关材料，即可预约医院门诊就近号源，就诊后如需做相应检查或入院，亦可享受转诊患者检查、入院绿色通道。2022年7月，线下患者双向转诊办理纳入门诊部患者服务中心1~6号综合窗口业务，符合条件的线下转诊患者均可来院办理及就诊。

（2）网络联合门诊业务

2015年，四川大学华西医院开通网络联合门诊，运用互联网区域服务网络，采用“华西对机构”的方式，开展线上合作诊疗、检验检查、开具入院医嘱等服务，根据线上联合门诊就诊情况，针对需要线下就诊的患者提供线下门诊转诊预约服务，实现线上、线下互联互动转诊管理。2017年，医院创新开通网络联合门诊特殊疾病认定的绿色通道。2020年，医院上线网络联合门诊电子病情证明书开具功能，为线上门诊特殊疾病认定的患者提供一站式服务，患者就医更加快捷、高效、便利。截至2022年底，共有69家医疗机构接入华西医院网络联合门诊服务。该工作自开展以来，得到了同行及社会各界的高度认可，2016年，国家卫健委现场调研医院城市社区网络联合门诊工作，并给予医院高度评价，2017年，时任成都市市长罗强同志对医院网络联合门诊的模式予以肯定。

（3）联盟健康大讲堂业务

2019年，在医院的大力支持和联盟单位的配合下，联盟健康大讲堂正式举办，双向转诊工作人员联络医院的临床医师、药师、护师等诸多专家学者，走进机关、学校、社区卫生服务中心等地，为居民普及健康知识，讲解如何预防疾病、如何合理用药、如何疾病居家护理等相关内容。新冠疫情发生后，健康大讲堂走上网络，截至2022年底，已成功举办近30期讲座，覆盖居民万余人，群众反响十分热烈，得到社会各界一致好评。

参考文献

[1]陈勃江,李为民,刘丹,等.健康人群体检肺结节全程管理模式的建立与思考[J].中华健康管理学杂志,2020,14(3):208-212.

[2] 刘丹,黄燕,周清华,等.肺结节/肺癌患者全程管理模式的设计与应用[J]. 中国肺癌杂志,2020,23(5):299-305.

[3] 邱志新,李为民.肺部结节的诊断及处理进展[J].华西医学,2018,33(1):8-14.

[4] 赫捷,李霓,陈万青,等.中国肺癌筛查与早诊早治指南(2021,北京)[J].中华肿瘤杂志,2021,43(3):243-268.

[5] 罗汶鑫,杨澜,王成弟,等.肺癌筛查与早期诊断的研究现状与挑战[J].中国科学:生命科学,2022,52(11):1603-1611.

[6] 中国肺癌防治联盟,中华医学会呼吸病学分会肺癌学组,中国医师协会呼吸医师分会肺癌工作委员会.肺癌筛查与管理中国专家共识[J].国际呼吸杂志,2019,39(21):1604-1615.

[7] 陶绍霖,康珀铭,谭群友,等.经前侧入路达芬奇机器人辅助肺段切除术的临床分析[J].中国胸心血管外科临床杂志,2020,27(2):178-182.

[8] 中华医学会呼吸病学分会.早期肺癌诊断中国专家共识(2023年版)[J].中华结核和呼吸杂志,2023,46(1):1-18.

[9] 杨荣,廖晓阳,雷弋,等.早期肺腺癌中关键驱动基因及抑癌基因的研究进展[J].中国全科医学,2021,24(29):3774-3780.

[10] 中华医学会外科学分会乳腺外科学组.中国妊娠期与哺乳期乳腺癌临床实践指南(2022版)[J].中国实用外科杂志,2022,42(2):146-150.

[11] 胡玥,奚佩雯,石靓,等.非哺乳期乳腺炎的分类和诊治进展[J].南京医科大学学报(自然科学版),2019,39(5):769-773.

[12] Houvenaeghel G, Bannier M, Rua S, et al.Robotic breast and reconstructive surgery: 100 procedures in 2-years for 80 patients.[J].Surg Oncol,2019,31:38-45.

[13] Li S J, Hao X P, Hua B,et al.Clinical practice guidelines for ultrasound-guided vacuum-assisted breast biopsy: Chinese Society of Breast Surgery (CSBrS) practice guidelines 2021[J]. Chin Med J (Engl),2021,134(12):1390-1392.

[14] 中国抗癌协会乳腺癌专业委员会.中国抗癌协会乳腺癌诊治指南与规范（2019年版）［J］.中国癌症杂志,2019,29(8):609-679.

[15] 中国妇幼保健协会乳腺保健专业委员会乳腺炎防治与促进母乳喂养学组.中国哺乳期乳腺炎诊治指南[J].中华乳腺病杂志（电子版）,2020,14(1):10-14.

[16] 容利依,覃文聪.BI-RADS分级诊断标准和超声影像报告对乳腺疾病诊断的应用价值[J].影像研究与医学应用,2022,6(9):133-135.

[17] 汤志英,万芳.乳腺癌发病流行病学影响因素调查及疗效分析[J].中国妇幼保健,2021,36(10):2349-2353.

[18] 吕青.置身事内:华西乳腺（癌）腔镜手术的开创与发展创新[J].中国普外基础与临床杂志,2022,29(11):1405-1414.

[19] 谢妍妍,吕青,杜正贵.乳腺腔镜和机器人手术的现状及未来之路——华西医院经验分享[J].外科理论与实践,2022,27(5):396-402.

[20] 中国抗癌协会乳腺癌专业委员会,中国医师协会外科医师分会乳腺外科医师委员会,上海市抗癌协会乳腺癌专业委员会.乳腺肿瘤整形与乳房重建专家共识（2022年版）[J].中国癌症杂志,2022,32(9):836-924.

[21] 刘云峰,严艳玲,杜正贵.DIEP移植用于巨大外生性菜花样乳腺癌伴出血1例[J].肿瘤预防与治疗,2021,34(4):378-381.

[22] 覃湘泉,王甜甜,谢妍妍,等. 腋窝入路腔镜下乳腺癌皮下腺体切除联合胸肌前假体+补片Ⅰ期乳房重建的创新探索[J].中国胸心血管外科临床杂志2021,28(9):1029-1036.

[23] 中国抗癌协会乳腺癌专业委员会.中国抗癌协会乳腺癌诊治指南与规范

（2021年版）[J].中国癌症杂志,2021,31(10):954-1040.
[24] 陈茂山,吕青.《基于人口登记数据2000—2020年全球乳腺癌发病和死亡率分析》要点解读[J].中国胸心血管外科临床杂志,2022,29(4):401-406.
[25] Jennifer K L.Gestational breast cancer: Epidemiology and diagnosis[EB/OL].(2022-04-01)[2023-03-30].https://www.uptodate.cn/contents/zh-Hans/gestational-breast-cancer-epidemiology-and-diagnosis.
[26] Rowan T C.Factors that modify breast cancer risk in women.[EB/OL].(2023-01-23)[2023-03-30].https://www.uptodate.cn/contents/zh-Hans/factors-that-modify-breast-cancer-risk-in-women.
[27] Michael SS.Overview of benign breast diseases[EB/OL].(2023-02-23)[2023-03-30]. https://www.uptodate.cn/contents/zh-Hans/overview-of-benign-breast-diseases.
[28] Wael S. Assisted reproductive technology: Pregnancy and maternal outcomes[EB/OL].(2023-02-09)[2023-03-30].https://www.uptodate.cn/contents/zh-Hans/assisted-reproductive-technology-pregnancy-and-maternal-outcomes.
[29] 李诗,刘月平.早期乳腺癌多基因检测2022版ASCO指南解读［J］.临床与实验病理学杂志,2022,38(7):769-775.
[30] Bachelot T,Filleron T,Bieche I,et al. Durvalumab compared to maintenance chemotherapy in metastatic breast cancer: the randomized phase Ⅱ SAFIR02 - BREAST I毫米UNO trial［J］.Nat Med,2021,27(2):250-255.
[31] 中国抗癌协会肿瘤标志专业委员会乳腺癌标志物协作组.基于靶标指导乳腺癌精准治疗标志物临床应用专家共识（2022版）[J].中国癌症防治杂志,2022,14(4):346-362.
[32] 杨振冬,杨恒,黄红梅,等.细针穿刺活检联合BRAF-V600E基因检测对甲状腺可疑恶性结节的诊断价值［J］.南京医科大学学报（自然科学版）,2021,41(10):1533-1535.

[33] 广东省医学教育协会甲状腺专业委员会,广东省基层医药学会细胞病理与分子诊断专业委员会.甲状腺癌基因检测与临床应用广东专家共识(2020版)[J/CD].中华普通外科学文献(电子版),2020,14(3):161-168.

[34] 刘杰,沈洪珠.超声诊断桥本氏甲状腺炎伴发结节良恶性的临床分析[J].影像研究与医学应用,2020,4(12):154-156.

[35] 李七变.彩色多普勒超声在甲状腺癌诊断中的应用价值[J].山西医药杂志,2021,50(5):734-735.

[36] 张惠,常保萍 TSH 抑制治疗对甲状腺癌患者根治术后甲状腺功能及远期预后的影响[J].中国药物滥用防治杂志,2022,28(3):321-325.

[37] 刘宗超,李哲轩,张阳等.2020全球癌症统计报告解读[J].肿瘤综合治疗电子杂志,2021.7(2):1-14.

[38] 于晓枫,马佳月,史建红,妇女乳腺疾病筛查技术应用现状[J].保健文汇,2018(7):70.

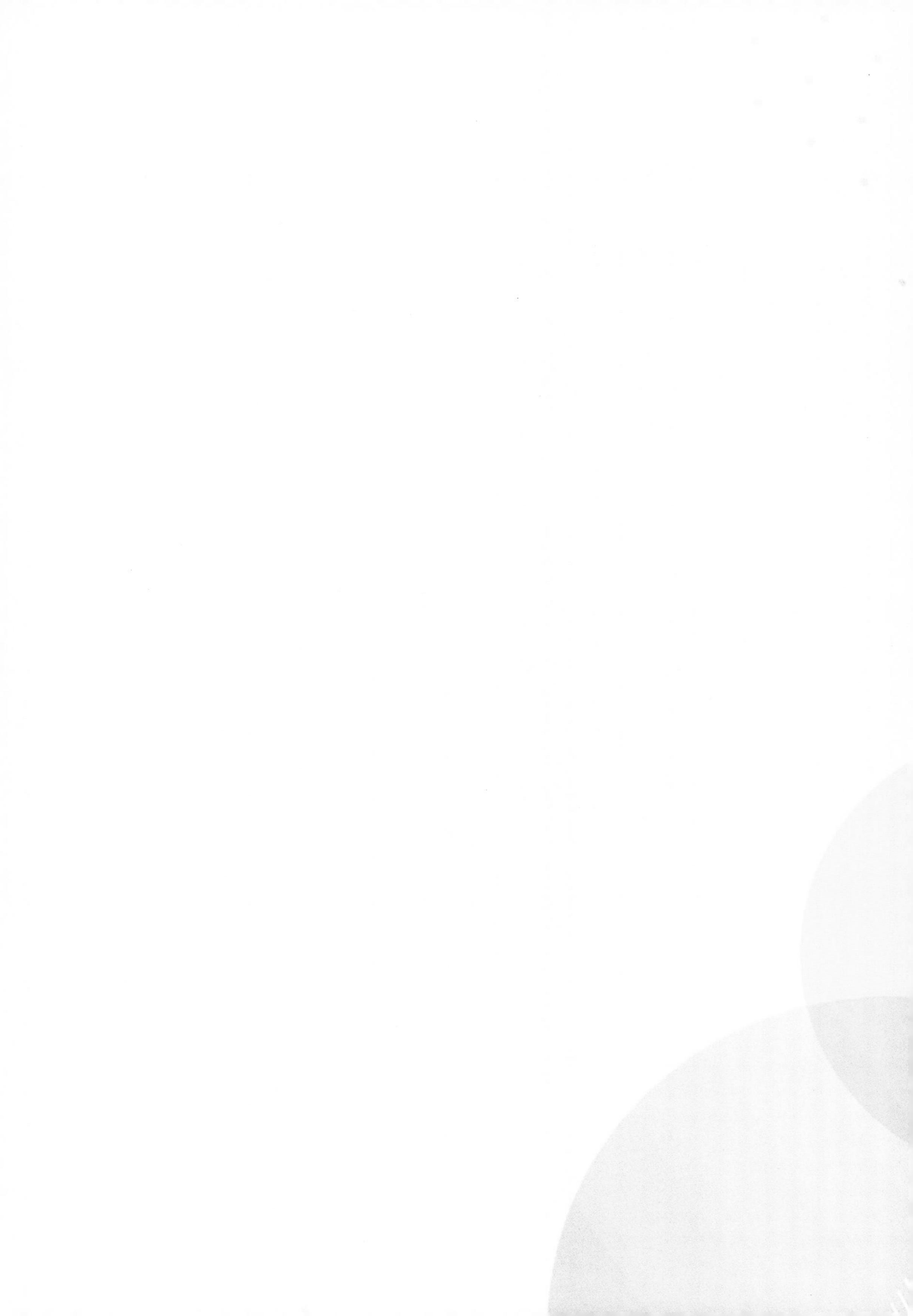